DR. MED. URSULA KEICHER

Quickfinder
Kinderkrankheiten

Der schnellste Weg zur richtigen Behandlung

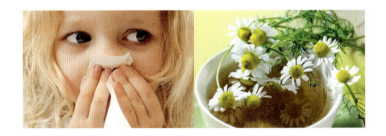

Vorwort

Sicherlich gibt es derzeit zahlreiche empfehlenswerte und ausführliche Bücher zum Thema Kinderkrankheiten. Wenn Sie diese gelesen haben, werden Sie sehr genau über die einzelnen Krankheiten und ihre jeweiligen Behandlungsformen informiert sein.

Das vorliegende Buch hat jedoch einen ganz anderen Anspruch. Es soll Ihnen helfen, anhand bestimmter Krankheitssymptome wie Halsweh, Husten, Ausschlag oder Fieber innerhalb kürzester Zeit verlässlich herauszufinden, um welche Erkrankung es sich bei Ihrem Kind aller Wahrscheinlichkeit nach handelt. Zudem sollen Sie einschätzen können, ob diese Erkrankung so gefährlich ist, dass Sie den Notarzt rufen müssen oder einen Kinderarzt aufsuchen sollten. Sie erfahren aber auch, was Sie als Eltern selbst tun können, um Ihrem Kind rasch zu helfen. Dabei finden Sie als Behandlungsmethoden nicht rezeptpflichtige, schulmedizinische Medikamente wie Fieberzäpfchen, Hustensäfte und dergleichen, aber auch bewährte Hausmittel, pflanzliche Heilkräuter sowie homöopathische Mittel.

Im ersten Teil des Buches erfahren Sie alles Wissenswerte über Vorsorgeuntersuchungen und öffentlich empfohlene Impfungen sowie allgemeine Tipps zur Steigerung der körpereigenen Abwehr Ihres Kindes.

Im letzten Kapitel schließlich habe ich für Sie unkomplizierte Rezepte und Anwendungshinweise für sämtliche empfohlenen Hausmittel zusammengestellt sowie eine alphabetische Auflistung aller im Buch genannten homöopathischen und pflanzlichen Mittel, damit Sie sich problemlos zurechtfinden.

Nun wünsche ich Ihnen viel Erfolg im Umgang mit diesem QUICKFINDER und gute Besserung für Ihr Kind!

Ihre Dr. Ursula Keicher

Inhalt

1. Gesund bleiben – gesund werden 4

So bleibt Ihr Kind gesund – hilfreiche Tipps für den Alltag 6

Vorsorgeuntersuchungen – der regelmäßige Gesundheitscheck
Ihres Kindes 10

Öffentlich empfohlene Impfungen – was Sie darüber wissen sollten 15

Wenn Ihr Kind krank ist – was Sie selbst tun können 20

2. Beschwerden von Kopf bis Fuß 22

➡	Allgemeinbefinden	24
➡	Psyche	34
➡	Kopfbereich	38
➡	Brustbereich / Atemwege	52
➡	Bauchraum / Unterleib	58
➡	Bewegungsapparat	74
➡	Haut	78
➡	Notfälle	86

3. Was Sie selbst tun können 96

Homöopathie für Kinder 98

Pflanzenheilkunde kinderleicht 109

Erprobte Hausmittel 114

4. Zum Nachschlagen 126

Hausapotheke 126

Bücher, die weiterhelfen 127

Adressen, die weiterhelfen 128

Register 129

Impressum 132

Gesund bleiben –
gesund werden

1

In diesem einleitenden Kapitel finden Sie zahlreiche Tipps und Ratschläge zur Behandlung und Pflege Ihres kranken Kindes sowie wertvolle Empfehlungen, wie Sie ernsthaften Krankheiten, die im Kindesalter häufiger vorkommen, durch Stärkung des Immunsystems wirksam vorbeugen können. Außerdem erfahren Sie alles Wissenswerte zu den empfohlenen Schutzimpfungen.

VERGLICHEN MIT ERWACHSENEN werden vor allem kleine Kinder im Vorschulalter recht häufig krank, da ihr Immunsystem noch nicht vollständig ausgereift ist. Auch wenn es sich dabei in aller Regel um relativ harmlose Erkrankungen wie Erkältungen und Magen-Darm- oder Harnwegsinfekte handelt, machen sich die Eltern verständlicherweise große Sorgen. Zudem verstehen vor allem kleine Kinder noch nicht, warum sie krank sind. Sie fühlen sich unwohl oder haben Schmerzen – das macht sie zornig oder quengelig. Erwachsene wissen, dass ein banaler Infekt in einer oder spätestens zwei Wochen vorüber ist, ein kleines Kind weiß das noch nicht. Außerdem leidet es meistens mehr als die Großen darunter, wenn es nachts schlecht Luft bekommt und dadurch ständig aufwacht.

Während Erwachsene freiwillig im Bett bleiben, wenn sie krank sind und „brav" ihre Medikamente einnehmen, ist diese Einsicht von einem Vorschulkind nicht zu erwarten.

Obwohl es heißt, dass Kinder einen Schutzengel haben, kann man leider nicht ausschließen, dass auch sie ernstlich erkranken. Um eine schwere Erkrankung frühzeitig erkennen und entsprechend schnell handeln zu können, sollten Sie die empfohlenen Vorsorgeuntersuchungen bei Ihrem Kinderarzt wahrnehmen. Außerdem können Sie Ihr Kind durch regelmäßiges Impfen vor einigen lebensbedrohlichen Krankheiten wirksam schützen. Informationen dazu finden Sie auf den folgenden Seiten dieses QUICKFINDERS.

Gesund bleiben – gesund werden

In diesem Kapitel

So bleibt Ihr Kind gesund – hilfreiche Tipps für den Alltag

Das Immunsystem	6
Mit Kindern auf Reisen	8

Vorsorgeuntersuchungen – der regelmäßige Gesundheitscheck Ihres Kindes

Zu den einzelnen Vorsorgeuntersuchungen	10
Neu empfohlene Vorsorgeuntersuchungen	14

Öffentlich empfohlene Impfungen – was Sie darüber wissen sollten

Was versteht man unter einer Impfung?	15
Empfohlener Impfplan	16
Alles Wissenswerte zu den einzelnen Impfungen	17

Wenn Ihr Kind krank ist – was Sie selbst tun können

So wird Ihr Kind bald wieder gesund	20

GESUND BLEIBEN – GESUND WERDEN

So bleibt Ihr Kind gesund –
hilfreiche Tipps
für den Alltag

Das Immunsystem

Wenn Ihr Kind ab und zu erkältet ist oder hin und wieder einen Magen-Darm-Infekt mit nach Hause bringt, bedeutet dies nicht, dass es sehr anfällig oder gar kränklich ist. Das Immunsystem eines Kindes ist noch in der Ausbildung, es muss lernen und reifen. Acht bis zehn Infekte pro Jahr sind für ein Vorschulkind durchaus nicht ungewöhnlich, wenn auch lästig. Zwar können Sie diese banalen Erkrankungen nicht gänzlich verhindern, dennoch gibt es ein paar einfache, aber wirkungsvolle Regeln, wie Sie die Abwehrkräfte Ihres Kindes steigern und das kindliche Immunsystem im Kampf gegen diverse Krankheitserreger tatkräftig unterstützen können.

Abhärten macht fit

Um das Immunsystem dauerhaft zu stärken, ist es wichtig, mit Kindern täglich mindestens eine Stunde an die frische Luft zu gehen, egal bei welchem Wetter. Das stärkt den Kreislauf und härtet ab. Wichtig ist nur, dass das Kind vernünftig gekleidet ist, damit es sich nicht erkältet. Bereits ab dem Kleinkindalter können Sie ganz allmählich mit einfachen Kneipp-Übungen (Seite 115, 124) beginnen sowie mit dem morgendlichen Tautreten (Seite 124) oder mit Trockenbürsten (Seite 125). Wenn Sie Ihr Kind frühzeitig an Kneipp'sche Anwendungen gewöhnen und selbst mit gutem Beispiel voran-gehen, werden diese Übungen für Ihr Kind irgendwann ganz normal und fester Bestandteil des Tagesablaufs sein.

Ausreichend Ruhe

Unsere Kinder haben heutzutage viel Stress, sei es durch hohe schulische Anforderungen oder aufgrund zahlreicher Freizeitaktivitäten. Daher ist es notwendig, ihnen ganz bewusst vorzuleben, wie man sich entspannt – auch das will gelernt sein. Schaffen Sie im Tagesablauf bestimmte Ruhefixpunkte. Das können die gemeinsamen Mahlzeiten sein oder auch eine Ruhephase nach dem Mittagessen. Schön ist es, wenn es der Familie gelingt, beim Mittag- oder Abendessen gemütlich beisammenzusitzen, gemeinsam zu essen und über die Ereignisse des Tages zu sprechen. Auch bestimmte Entspannungstechniken wie autogenes Training oder Yoga sind für Kinder bestens geeignet.

So bleibt Ihr Kind gesund – hilfreiche Tipps für den Alltag

Genügend Bewegung

Leider gibt es immer mehr Kinder, die ihren Nachmittag vor dem Fernseher oder vor dem Computer verbringen. In diesem Fall sitzen die Kinder morgens in der Schule, nachmittags und abends vor dem Bildschirm. Durch diesen Mangel an Bewegung gibt es zunehmend mehr übergewichtige, motorisch unterentwickelte und notorisch unkonzentrierte Kinder. Regelmäßige Bewegung an der frischen Luft ist sehr wichtig für die gesunde Entwicklung des Kindes: Körper und Geist sind darauf angewiesen. Aber auch in diesem Punkt können Eltern ihren Kindern ein Vorbild sein. Wenn Sie selbst regelmäßige Bewegung und Sport großschreiben, statt am Wochenende vor dem Fernseher zu sitzen, wird Ihr Kind dies auch tun. Gemeinsame Freizeitaktivitäten wie Radfahren, Wandern oder Schwimmen machen Freude und schaffen ein Verbundenheitsgefühl innerhalb der Familie. Versuchen Sie, sooft es geht, das Auto stehen zu lassen und die alltäglichen Besorgungen mit dem Rad oder zu Fuß zu erledigen. Sie werden sehen, Ihr Kind gewöhnt sich daran und Ihnen tut die Bewegung auch gut.

Gesunde Ernährung

Für eine gesunde Entwicklung unserer Kinder spielt die Ernährung eine wichtige Rolle. Ihre Kost sollte nicht einseitig sein, sprich nicht überwiegend aus Fastfood bestehen, sondern möglichst alle Nahrungsbestandteile in einem ausgewogenen Verhältnis enthalten. Achten Sie daher bei der Zubereitung der täglichen Mahlzeiten darauf, dass Ihr Kind Kohlenhydrate in Form von Brot erhält, Eiweiß in Form von Milchprodukten, Fett in Form von Butter und wertvollen Pflanzenölen sowie Vitamine und Mineralstoffe durch frisches Obst und Gemüse. Zweimal in der Woche sollten Fleisch und Fisch auf dem Speiseplan stehen, unter anderem, um die Versorgung mit Eisen und Jod zu garantieren. Ersteres benötigt Ihr Kind für die Blutbildung und für die Sauerstoffsättigung des Blutes, Letzteres für eine intakte und gut funktionierende Schilddrüse. Natürlich wird ein Kind nicht ausschließlich Gesundes essen, umso wichtiger ist es, dass Sie als Eltern darauf achten, dass die gemeinsamen Mahlzeiten hoch- und vollwertig sind. Auch hier ist das Vorbild der Eltern entscheidend. Ab und zu darf dann auch gesündigt werden!

Reichlich trinken

Neben der gesunden, ausgewogenen Ernährung ist es wichtig, dass Ihr Kind ausreichend Flüssigkeit zu sich nimmt. Am besten gewöhnen Sie es frühzeitig an den Genuss von Leitungs- oder Mineralwasser. Kinder, die von klein auf mit Säften gefüttert werden, kommen meist nicht mehr davon los. Hin und wieder ist gegen einen Saft, am besten verdünnt mit Wasser, nichts einzuwenden, doch grundsätzlich sollte Wasser der Durstlöscher Nummer eins sein. Andernfalls nimmt Ihr Kind zu viele Kalorien und Zucker über die Getränke zu sich. Auch für die Entwicklung gesunder Zähne ist es nicht günstig, wenn ein Kind über den Tag verteilt immer wieder Saft trinkt. Die empfohlene Trinkmenge schwankt je nach Jahreszeit und Aktivität. Auch hat nicht jedes Kind das gleiche Durstgefühl. Grundsätzlich gilt aber, je mehr ein Kind schwitzt, zum Beispiel bei körperlicher Anstrengung oder Fieber, desto mehr muss es trinken. Gerade im Kindergarten oder in der Schule neigen viele Kinder dazu, zu wenig Flüssigkeit zu sich zu nehmen, Kopfschmerzen können die Folge sein. Deshalb sollten Kinder immer die Möglichkeit haben, zu trinken.

GESUND BLEIBEN – GESUND WERDEN

Mit Kindern auf Reisen

Urlaub ist für Kinder fast genauso wichtig wie für Erwachsene. Denn auch die Kleinen brauchen Zeiten, in denen sie (fast alles) tun und lassen können, was sie wollen. Kein morgendlicher Stress, um pünktlich zur Schule oder in den Kindergarten zu kommen. Keine Hausaufgaben und kein festgelegtes Nachmittagsprogramm. Für die älteren Kinder besonders wichtig: auch mal länger aufbleiben dürfen und nicht pünktlich im Bett liegen müssen, weil am nächsten Tag Schule ist. Doch auch für die Familie sind die Ferien wichtig: Sie bieten reichlich Gelegenheit für gemeinsame Aktivitäten und Gespräche. Da so viel ungewohnte Nähe zu Komplikationen führen kann, muss der Urlaub gut geplant sein, sonst ist die ganze Familie nach den Ferien gestresster als vorher. Und genau das sollte ja nicht der Sinn und Zweck gemeinsamer Ferien sein. Die Bedürfnisse von Eltern und Kindern müssen unter einen Hut gebracht werden, was nicht immer einfach ist. Insbesondere für kleinere Kinder gilt, dass ein Urlaub mindestens zwei Wochen dauern sollte, denn die Kinder brauchen Zeit, um sich

> ➜ Gut geplant
> ist halb gewonnen
>
> Erkundigen Sie sich vor der Buchung nach den Hygienestandards an Ihrem Urlaubsziel. Fragen Sie nach, wie weit das nächste Krankenhaus entfernt ist, ob ein Kinderarzt in der Nähe ist und ob Sie vor Ort Babynahrung kaufen können. Zudem sollten Sie sich rechtzeitig darüber informieren, welche Impfungen erforderlich sind und ob Ihr Urlaubsziel zu den ausgewiesenen FSME-Risikogebieten gehört (S. 19).

an die neue Umgebung zu gewöhnen. Mit Säuglingen sollte man erst eine Urlaubsreise machen, wenn sie vier bis fünf Monate alt sind. Vorher haben die ganz Kleinen noch keinen festen Schlaf- und Essrhythmus. Sie dürfen auch nicht vergessen, dass jeder Ortswechsel für einen Säugling eine enorme Umstellung bedeutet, den er erst einmal verkraften muss. Hinzu kommen bei Auslandsreisen noch veränderte klimatische Bedingungen. Auf extreme klimatische Gebiete sollten Sie allerdings verzichten, Sie tun

Ihrem Kind keinen Gefallen damit. Nord- und Ostsee bieten sich an, natürlich auch das Mittelmeer – wenn auch nicht gerade im Hochsommer. Am wohlsten fühlen sich die Kleinen am Strand, bei angenehmen Wassertemperaturen.

Mit dem Auto unterwegs

Säuglinge leiden in der Regel noch nicht an Reisekrankheit, doch bereits Kleinkindern kann es im Auto recht übel werden. Deshalb gilt: Lassen Sie Ihr Kind im Auto weder malen noch lesen. Am besten ist es, wenn das Kind beim Fahren aus dem Fenster schaut. Hilfreich sind ein paar Tropfen Pfefferminzöl auf einem Taschentuch, eine Zitronenscheibe zum Lutschen oder auch Kaugummikauen. Legen Sie während der Fahrt regelmäßige Pausen ein, damit Ihr Kind Sauerstoff tanken und sich bewegen kann.

**Was es bei Flugreisen
zu beachten gibt**

Wenn Sie vorhaben, in den Urlaub zu fliegen, sollten Sie bei Start und Landung für Druckausgleich in den Gehörgängen Ihres Kindes sorgen. Dazu träufeln Sie ihm ungefähr zehn Minuten vor Abflug abschwellende Nasentropfen in jedes

Nasenloch. Zusätzlich sollte das Kind während des Flugs reichlich trinken, auch das reduziert den Druck im Ohr.

Sonnenschutz nicht vergessen

Bei Reisen im Sommer müssen Sie vor allem zwei Regeln befolgen: Geben Sie Ihrem Kind immer genügend zu trinken und achten Sie auf lückenlosen Sonnenschutz. Seit Jahren weisen Wissenschaftler daraufhin, dass jeder Sonnenbrand im Langzeitgedächtnis der Haut gespeichert wird. Vermeiden Sie also konsequent jeden Sonnenbrand. Ein Hut mit Nackenschutz und ein dünnes, langärmeliges Baumwollhemdchen helfen dabei. Vor allem in der Mittagszeit sollten sich die Kinder ausschließlich im Schatten aufhalten. Das gilt besonders für Regionen, in denen es sehr heiß ist. Und denken Sie daran: Im Wasser ist die Sonnenbrandgefahr besonders groß. Verwenden Sie nur Sonnencremes mit sehr hohem Lichtschutzfaktor (mindestens Faktor 30 oder noch besser: Sunblocker) und achten Sie darauf, dass die Creme wasserfest ist. Doch nicht nur am Meer, auch wenn Sie in die Berge fahren oder im Winter zum Skifahren, dürfen Sie den Sonnenschutz nicht vergessen.

> ### → Das gehört in jede Reiseapotheke
>
> - Pflaster
> - Schere
> - Fieberthermometer
> - Pinzette evtl. Zeckenzange
> - 3 sterile Kompressen (10 x 10 cm)
> - 2 Mullbinden
> - Hautdesinfektionsmittel
> - Wundsalbe
> - Zäpfchen oder Saft gegen Fieber
> - Zäpfchen gegen Krampfanfälle (falls Ihr Kind zu Fieberkrämpfen neigt)
> - Elektrolyte gegen Durchfall und Erbrechen
> - Nasenspray/Nasentropfen
> - Sonnencreme mit hohem Lichtschutzfaktor
> - Insektenschutzgel
> - Gel/Tropfen gegen Insektenstiche
> - Medikamente, die Ihr Kind regelmäßig einnehmen muss (z. B. Asthmaspray)
> - Apis D12 (bei Wespen- oder Bienenstichen, die stark anschwellen)
> - Arnica D12 (bei stumpfen Verletzungen oder blutenden Wunden)

Reiseapotheke für unterwegs

Da Kinder recht experimentierfreudig sind, lassen sich kleinere Verletzungen kaum vermeiden. Doch nicht immer ist es erforderlich, deswegen einen Arzt zu konsultieren oder eine Klinik aufzusuchen. Wenn Sie eine Reiseapotheke im Gepäck haben, die mit den nötigsten Utensilien ausgestattet ist, können Sie sich und Ihrem Kind meist selbst helfen. Lassen Sie sich in der Apotheke oder von Ihrem Kinderarzt beraten, was Sie für das jeweilige Urlaubsland benötigen.

Ernährung im Süden

Vor allem kleine Kinder reagieren schnell mit einem Magen-Darm-Infekt, wenn die Nahrung nicht einwandfrei ist. Achten Sie darauf, dass Ihr Kind am Urlaubsort keine rohen Speisen zu sich nimmt. Das gilt nicht nur für Obst und Gemüse, sondern auch für Eier (Salmonellengefahr) sowie für Fleisch und Fisch. Die wichtigste Regel in diesem Zusammenhang lautet: „Koch es, schäl es oder vergiss es!" Auch mit Eis sollten Sie vorsichtig sein. Kaufen Sie Wasser nicht offen, sondern nur in der Flasche, denn nur so ist gewährleistet, dass es auch wirklich keimfrei ist.

GESUND BLEIBEN – GESUND WERDEN

Vorsorgeuntersuchungen – der regelmäßige
Gesundheitscheck
Ihres Kindes

Zu den einzelnen Vorsorgeuntersuchungen

Die Vorsorgeuntersuchungen beim Kinderarzt dienen dazu, Krankheiten oder Entwicklungsstörungen Ihres Kindes so rasch wie möglich zu erkennen und im Frühstadium zu behandeln. Bisher gab es zehn Vorsorgeuntersuchungen (U1 bis U9 sowie die J1), die kürzlich durch vier weitere Untersuchungen ergänzt wurden, um größere Lücken zwischen den einzelnen Vorsorgeterminen zu überbrücken: mit drei Jahren (U7a), mit sieben bis acht Jahren (U10), mit neun bis zehn Jahren (U11) sowie mit 16 bis 17 Jahren (J2). Letztere werden von den gesetzlichen Krankenkassen bislang nicht übernommen.

Die Vorsorgeuntersuchungen sind freiwillig, niemand kann Sie zur Teilnahme zwingen. Sie sollten jedoch bedenken: Nur wenn eine gesundheitliche Störung frühzeitig erkannt und therapiert wird, können spätere Schäden verhindert oder zumindest gemildert werden. Dazu gehören unter anderem eine Unreife des Hüftgelenks, Stoffwechselkrankheiten sowie Seh- und Hörstörungen. Auch wenn Sie glauben, Ihr Kind sei vollkommen gesund, sollten Sie keinen Vorsorgetermin versäumen. Es gibt durchaus Entwicklungsstörungen oder -verzögerungen, die nur das geschulte Auge des Kinderarztes erkennt. Außerdem können Sie diese Termine nützen, um wichtige Fragen anzusprechen, die Sie beschäftigen, zum Beispiel zur Ernährung.

> ➔ **Die wichtigsten Vorsorgeuntersuchungen auf einen Blick**
>
> U1: Neugeborenen-Untersuchung
> U2: 3. – 10. Lebenstag
> U3: 4. – 6. Lebenswoche
> U4: 3. – 4. Lebensmonat
> U5: 6. – 7. Lebensmonat
> U6: 10. – 12. Lebensmonat
> U7: 21. – 24. Lebensmonat (mit 2 Jahren)
> U8: 43. – 48. Lebensmonat (mit 4 Jahren)
> U9: 60. – 64. Lebensmonat (mit 5 Jahren)
> J1: 13. – 15. Lebensjahr

Vorsorgeuntersuchung U1 – Neugeborenen-Erstuntersuchung

Zeitpunkt: kurz nach der Geburt.
Der Arzt untersucht Atmung, Herzschlag, Hautfarbe, Spannung der Muskulatur (Tonus), Reflexe, Entwicklungsstand (Apgar-Test) sowie Körperlänge, Kopfumfang und Gewicht des Neugeborenen. Außerdem wird überprüft, ob Geburtsverletzungen oder Missbildungen zum Beispiel Herzfehler bestehen. Der Arzt beurteilt auch, ob das Baby eventuell noch eine besondere Überwachung benötigt. Wenn die Geburt zu Hause oder im Geburtshaus stattfindet, übernimmt die Hebamme diese Untersuchung, falls kein Kinderarzt anwesend ist.

Vorsorgeuntersuchung U2 – Basisuntersuchung des Neugeborenen

Zeitpunkt: zwischen dem dritten und zehnten Lebenstag. Die Untersuchung wird meistens noch in der Geburtsklinik durchgeführt. Der Arzt überprüft unter anderem nochmals genau Herz und Lunge. Er kontrolliert auch, ob die Verdauung in Ordnung ist und ob die Neugeborenengelbsucht im Normbereich liegt. Um festzustellen, ob das Hüftgelenk richtig ausgereift ist, wird zu diesem Zeit-punkt eine Ultraschalluntersuchung vorgenommen. Außerdem wird dem Baby (meist aus der Ferse) Blut abgenommen, um angeborene Stoffwechselstörungen frühzeitig festzustellen.
Zu diesem Termin berät Sie der Arzt auch über Ernährungsfragen und die Rachitisprophylaxe (Vitamin D). In manchen Kliniken wird bei den Babys zusätzlich ein Hörtest durchgeführt.

Vorsorgeuntersuchung U3

Zeitpunkt: zwischen vierter und sechster Lebenswoche. Der Arzt überprüft erneut die Reflexe, um eventuelle Störungen der Gehirnfunktion zu erkennen. Das Kind wird gewogen und seine Länge sowie sein Kopfumfang werden gemessen. Der Arzt untersucht das Baby nochmals gründlich von Kopf bis Fuß und kontrolliert, ob es auch gut hört und schon Blickkontakt sucht. Das Baby sollte zu diesem Zeitpunkt auch schon kurze Zeit seinen Kopf in Bauchlage halten können. Die Hüfte wird nochmals geschallt und auf Reifestörungen hin untersucht. Der Arzt wird sich erkundigen, ob es Probleme bei der Ernährung oder beim Schlafen gibt. Außerdem wird er Sie zu den ersten Impfungen beraten.

Vorsorgeuntersuchung U4

Zeitpunkt: zwischen drittem und viertem Lebensmonat. Neben der allgemeinen körperlichen Untersuchung überprüft der Arzt, ob der Säugling in Bauchlage sicher seinen Kopf halten kann und sich mit den Unterarmen auf der Unterlage aufstützt. Hält er den Kopf gerade, wenn er an den Unterarmen hochgezogen wird? Fixiert er Personen und folgt Gegenständen mit dem Blick? Beginnt er, nach Gegenständen zu greifen?

→ Was ist der Apgar-Index?

Der Apgar-Index, benannt nach der amerikanischen Ärztin Virginia Apgar, beschreibt den Zustand des Neugeborenen eine, fünf und zehn Minuten nach der Geburt. Beurteilt werden dabei Atmung, Herzfrequenz, Muskelspannung, Reflexverhalten und Hautfarbe des Säuglings. Diese werden mit Punkten von 0 bis 2 versehen: 0 bedeutet schlecht, 1 auffällig und 2 gut. Die meisten Neugeborenen weisen innerhalb von zehn Minuten einen Apgar von mindestens 9 auf.

GESUND BLEIBEN – GESUND WERDEN

→ Kariesprophylaxe

Streng genommen beginnt der Schutz vor Karies bereits während der Schwangerschaft. Gesunde Zähne brauchen vor allem Vitamin D, Kalzium und Phosphor, damit Zahnsubstanz und Zahnschmelz den Belastungen des Alltags trotzen. Zusätzlich müssen die Zähne konsequent gepflegt werden: anfangs mit einer Gummibürste oder mit Wattestäbchen, später mit einer Kinderzahnbürste und einer altersgerechten Zahnpasta. Reinigen Sie die Zähne mindestens zweimal täglich und vermeiden Sie zuckerhaltige Getränke und Speisen. Vor allem Dauernuckeln schadet den Zähnen!

Vorsorgeuntersuchung U5

Zeitpunkt: zwischen sechstem und siebtem Lebensmonat. In diesem Alter sind die Entwicklungsfortschritte der Babys bereits sehr unterschiedlich. Dennoch kann der Arzt anhand bestimmter Meilensteine überprüfen, ob die Entwicklung normal verläuft. Zu diesem Zeitpunkt sollte das Baby ein Spielzeug sicher ergreifen und von einer in die andere Hand nehmen können. In Bauchlage wird es sich nun auf seine Handflächen aufstützen und sich mit nur einer Hand abstützen, während es mit der anderen versucht, nach einem Gegenstand zu greifen. Wenn man es an den Händen fasst, ist es auch in der Lage, sich weitgehend selbst hochzuziehen. Die meisten Babys können sich auch schon vom Rücken auf den Bauch drehen. Neben einer allgemeinen körperlichen Untersuchung sowie Wiegen und Messen des Babys ist für diesen Zeitpunkt eine Impfung vorgesehen.

Vorsorgeuntersuchung U6

Zeitpunkt: zwischen 10. und 12. Lebensmonat. Zwischen der letzten und dieser Untersuchung ist ein halbes Jahr vergangen. Während dieser Zeit kann sich in der Entwicklung des Kindes viel verändert haben. Der Arzt untersucht das Kind erneut von Kopf bis Fuß. Er misst die Körperlänge und den Kopfumfang und hält das Gewicht fest. Hört und sieht das Kind gut, gibt es Auffälligkeiten irgendwelcher Organe? Mit 12 Monaten sollte das Kind frei sitzen und krabbeln oder robben können. Viele Kinder beginnen bereits, sich an Möbeln hochzuziehen, einige können schon frei laufen. Inzwischen plappert das Kind auch schon Doppelsilben, manchmal sogar vereinzelte Wörter wie Mama oder Papa. Zu diesem Alter findet die letzte Impfung im Rahmen der Grundimmunisierung statt. Der Arzt wird mit Ihnen die nächsten Impftermine besprechen.

Vorsorgeuntersuchung U7

Zeitpunkt: zwischen 21. und 24. Lebensmonat. Erneut untersucht der Arzt Ihr Kind von oben bis unten. Es wird wieder gemessen und gewogen. Spätestens jetzt sollte das Kind sicher frei laufen und sogar Treppensteigen können. Es spricht in der Regel auch schon Zwei-Wort-Sätze, kann auf seine Körperteile zeigen, erkennt Gegenstände in Büchern, versteht einfache Aufforderungen und liebt das Nachahmen von Tätigkeiten wie zum Beispiel kochen, eine Puppe füttern oder an einem Spielzeugauto herumschrauben. Der Arzt wird sich bei Ihnen erkundigen, ob es Probleme beim Essen oder Schlafen gibt. Außerdem können zu diesem Zeitpunkt noch ausstehende Impfungen vervollständigt werden.

Vorsorgeuntersuchung U8

Zeitpunkt: zwischen dreieinhalb und vier Jahren. Der Arzt untersucht das Kind komplett von oben bis unten. Zudem überprüft er die Seh- und Hörfähigkeit sowie die Sprachentwicklung. Ein besonderes Augenmerk legt der Arzt in diesem Alter auch auf die Feinmotorik, da bei Entwicklungsverzögerungen in diesem Bereich frühzeitig Förderungsmaßnahmen eingeleitet werden müssen. So sollte das Kind zum Beispiel kleine Perlen auf eine Schnur auffädeln oder einen Kreis zeichnen können. Auch die sonstige motorische Entwicklung wird überprüft: Das Kind sollte auf Zehen oder Hacken und auf einer Linie laufen können. Außerdem wird überprüft, ob es in ganzen Sätzen sprechen kann und die Farben kennt. Der Arzt wird auch fragen, ob das Kind vollständig trocken ist und mit anderen Kindern spielt.

Vorsorgeuntersuchung U9

Zeitpunkt: zwischen fünf und fünfeinhalb Jahren. Nochmals werden alle Organsysteme gründlich untersucht sowie das Seh- und Hörvermögen getestet. Die Sprache sollte jetzt bezüglich Aussprache und Grammatik nahezu fehlerfrei sein, ansonsten ist jetzt noch Zeit vor der Schule, um eventuell eine logopädische Behandlung zu beginnen. Grobmotorik, Körperhaltung, Fußstellung sowie die feinmotorische Geschicklichkeit des Kindes sind wichtiger Bestandteil dieser Untersuchung. Außerdem wird die geistige und seelische Reife des Kindes getestet. Es sollte zum Beispiel bis ungefähr zehn zählen können, seinen Vor- und Nachnamen kennen und einfache Zusammenhänge auf Bildern erfassen. Bei dieser Untersuchung wird auch der Blutdruck gemessen und der Urin untersucht, um eine Zuckerkrankheit frühzeitig festzustellen.

Vorsorgeuntersuchung J1

Zeitpunkt: zwischen 13 und 15 Jahren, manchmal auch früher. Zu der obligatorischen körperlichen Untersuchung der einzelnen Organsysteme gehört zu diesem Zeitpunkt ein Gespräch über Sport, Ernährung, Sexualität, Drogen, Freundeskreis, eventuell auch Probleme wie Magersucht oder Bulimie. Außerdem werden der Blutdruck sowie die Schilddrüsen- und Fettwerte mittels Blutentnahme überprüft. Manchmal führt der Arzt zusätzlich ein EKG durch.

Körpergröße und Gewicht

Die letzten beiden Seiten des gelben Vorsorgeheftes enthalten jeweils ein Somatogramm. In dieses trägt der Kinderarzt bei jeder Vorsorgeuntersuchung die Größe und das Gewicht des Kindes ein. Daraus ergibt sich eine Kurve, anhand derer der Arzt ablesen kann, ob das Kind altersgerecht und kontinuierlich wächst und an Gewicht zunimmt oder ob es deutliche Abweichungen nach oben oder unten gibt, die eventuell behandelt oder zumindest überwacht werden müssen.

→ Größe und Gewicht im Überblick

Alter	Mädchen		Jungen	
Jahr(e)	cm	kg	cm	kg
1/2	66	7,5	68	7,5
1	75	10,0	76	10,5
2	86	12,0	88	13,0
4	104	16,5	105	17,0
6	104	16,5	105	17,0
8	130	26,0	129	26,0
10	140	32,5	140	32,5

GESUND BLEIBEN – GESUND WERDEN

Neu empfohlene Vorsorgeuntersuchungen

Die vier zusätzlichen Früherkennungsuntersuchungen gehen auf eine Initiative der Kinder- und Jugendärzte beziehungsweise deren Bundesverbandes (BVKJ) zurück. Die Kosten werden derzeit leider noch nicht von den gesetzlichen Krankenkassen übernommen.

Vorsorgeuntersuchung U7a

Zeitpunkt: zwischen 33 und 36 Monaten. Diese Vorsorgeuntersuchung soll die Lücke zwischen der U7 (mit 2 Jahren) und der U8 (mit vier Jahren) schließen, um in diesem Zeitraum auftretende Entwicklungsstörungen oder -verzögerungen frühzeitig erkennen und behandeln zu können.
Dabei geht es in erster Linie um das Erkennen von allergischen Erkrankungen, von Störungen im Verhalten und im Umgang mit anderen Kindern sowie um die Untersuchung von Sprachentwicklungsstörungen und Tendenzen zu Unter- oder Übergewicht.
Auch eine sorgfältige Kontrolle des Zahn- und Kieferstatus wird im Rahmen der U7a durchgeführt.

Vorsorgeuntersuchung U10

Zeitpunkt: zwischen sieben und acht Jahren. Diese Untersuchung in den ersten Grundschulklassen soll frühzeitige Störungen auf folgenden Gebieten aufdecken:

• Lese- und Rechtschreibstörungen
• Rechenstörungen
• Störungen der motorischen Entwicklung
• Verhaltensstörungen wie ADHS

Nur durch frühzeitige Maßnahmen in diesem Alter können derartige Probleme effektiv behandelt und eventuell behoben werden. Falls der Kinderarzt einen Verdacht auf eine mögliche Störung hat, wird er das Kind zu einem Spezialisten überweisen, der weitere Tests vornimmt.

Vorsorgeuntersuchung U11

Zeitpunkt: zwischen neun und zehn Jahren. Bei dieser Früherkennungsuntersuchung geht es um das frühzeitige Erkennen und Behandeln von Schulleistungsstörungen, Sozialisations- und Verhaltensstörungen, Zahn- und Kieferanomalien sowie das Besprechen von gesundheitsschädigendem Medienverhal-

ten. Diese Untersuchung soll unter anderem der Bewegungs- und Sportförderung dienen, den problematischen Umgang mit Suchtmitteln erkennen und verhindern helfen sowie gesundheitsbewusstes Verhalten unterstützen.
Bei der körperlichen Untersuchung wird unter anderem die Entwicklung der Pubertätsmerkmale überprüft. Außerdem kontrolliert der Arzt, ob Auffrischimpfungen notwendig sind.

Vorsorgeuntersuchung J2

Zeitpunkt: zwischen 16 und 17 Jahren. Diese Untersuchung soll eine Abschlussuntersuchung vor Beginn des Erwachsenenalters darstellen.
Es erfolgt eine nochmalige gründliche körperliche Untersuchung insbesondere mit Überprüfung des Blutdrucks, der Pubertätsentwicklung, der Haltung sowie der Schilddrüse (Kropfbildung). Falls bei der J1 keine Blutentnahme durchgeführt wurde, kann dies zu diesem Zeitpunkt nachgeholt werden.
Wieder besteht die Möglichkeit, altersentsprechende, wichtige Themen wie Suchtmittel, Sexualität, Freundeskreis sowie eventuell auch Fragen zur Berufswahl anzusprechen.

ÖFFENTLICH EMPFOHLENE IMPFUNGEN

Öffentlich empfohlene
Impfungen–
was Sie darüber wissen sollten

Was versteht man unter einer Impfung?

Bei einer aktiven Impfung werden dem Körper abgetötete (Totimpfstoff) oder stark abgeschwächte (Lebendimpfstoff) Krankheitserreger zugeführt. Das heißt, die injizierten Keime können zwar keine Krankheit im menschlichen Organismus hervorrufen, sie behalten jedoch die Eigenschaft, das Immunsystem so zu aktivieren, dass es gegen den entsprechenden Erreger Antikörper bildet. Wenn der Körper dann zu einem späteren Zeitpunkt Kontakt mit diesem speziellen Keim haben sollte, so muss er nicht erst langwierig seine Antikörperproduktion in Gang setzen; er hat ja bereits Gedächtniszellen gebildet und ist so in der Lage,

den Eindringling gezielt und wirksam zu bekämpfen. Dank der eingeführten Impfungen kann ein Großteil schwerer Erkrankungen heutzutage verhindert werden, die teilweise zu bleibenden Schädigungen oder sogar zum Tod führen können wie zum Beispiel Tetanus, Kinderlähmung oder Diphtherie. Es gibt derzeit keine andere wirksame Methode, um diese Erkrankungen zu verhindern oder gar zu heilen. Nur dank der großen Zahl von Eltern, die ihre Kinder impfen lassen, kommt es mittlerweile nur noch selten zu lebensbedrohlichen Infektionskrankheiten wie zum Beispiel Masern. Es gibt immer noch genügend gefährliche Erkrankungen, gegen die wir nicht impfen können, daher sollten wir das Angebot wahrnehmen.

Nebenwirkungen

Viele Menschen haben Sorge vor gesundheitlichen Schäden, die durch Impfungen entstehen könnten. Um solche negativen Folgen zu vermeiden, sollte das Baby oder das Kind zum Zeitpunkt der Impfung vollkommen gesund sein.

Mehrfachimpfungen favorisiert

Die STIKO rät zu Mehrfachimpfungen, bei denen das Kind gleichzeitig gegen mehrere Erkrankungen immunisiert wird. Das hat den Vorteil, dass es gegenüber den Einfachimpfstoffen weniger Zusatzstoffe wie Antibiotika und Konservierungsstoffe injiziert bekommt. Allerdings muss sich der Organismus mit mehreren „Infektionen" gleichzeitig auseinandersetzen.

GESUND BLEIBEN – GESUND WERDEN

Empfohlener Impfplan (nach STIKO)

Die Ständige Impfkommission (STIKO) am Robert-Koch-Institut in Berlin hat eine Liste mit empfohlenen Impfungen zusammengestellt:

Ab vollendetem zweiten Lebensmonat

Erste Impfung gegen:
Tetanus, Diphtherie, Kinderlähmung,
Haemophilus influenzae Typ b (Hib),
Keuchhusten, Hepatitis B
(in einer Spritze möglich)
Pneumokokken (Extraspritze)

Ab vollendetem dritten Lebensmonat

Zweite Impfung gegen:
Tetanus, Diphtherie, Kinderlähmung,
Haemophilus influenzae Typ b (Hib),
Keuchhusten, Hepatitis B
(in einer Spritze möglich)
Pneumokokken (Extraspritze)

Ab vollendetem vierten Lebensmonat

Dritte Impfung gegen:
Tetanus, Diphtherie, Kinderlähmung,
Haemophilus influenzae Typ b (Hib),
Keuchhusten, Hepatitis B
(in einer Spritze möglich)
Pneumokokken (Extraspritze)

Ab vollendetem elften Lebensmonat

Vierte Impfung gegen:
Tetanus, Diphtherie, Kinderlähmung,
Haemophilus influenzae Typ b (Hib),
Keuchhusten, Hepatitis B
(in einer Spritze möglich)
Pneumokokken (Extraspritze)

Ab vollendetem 12. Lebensmonat

Erste Impfung gegen:
Masern, Mumps, Röteln, Windpocken
(in einer Spritze möglich)
Frühestens sechs Wochen später:
zweite Impfung gegen:
Masern, Mumps, Röteln, Windpocken
(in einer Spritze möglich)

Meningokokken (der Gruppe C)
Ab dem vollendeten 12. Lebensmonat:
einmalige Impfung

Für Reisende oder Bewohner
von Zecken-(FSME-)Gebieten:

Erste Impfung:
ab dem vollendeten 12. Lebensmonat
Zweite Impfung: vier Wochen später
Dritte Impfung: 9 bis 12 Monate später
(alle drei Jahre Auffrischimpfung)

Ab vollendetem fünften Lebensjahr

Auffrischung gegen:
Tetanus, Diphtherie, Keuchhusten

Ab vollendetem neunten Lebensjahr

Auffrischung gegen:
Tetanus, Diphtherie, Keuchhusten,
Kinderlähmung

Für Mädchen zwischen 12 und 17 Jahren

Erste Impfung gegen:
humane Papillomaviren (HPV)
Zweite Impfung: zwei Monate später
Dritte Impfung: sechs Monate später

Mit dieser neuen Impfung sollen Frauen vor einer Infektion mit krebserregenden HP-Viren geschützt werden, die beim Geschlechtsverkehr übertragen werden und Gebärmutterhalskrebs (Zervixkarzinom) auslösen können.

Öffentlich empfohlene Impfungen

Alles Wissenswerte zu den einzelnen Impfungen

Auf den folgenden Seiten erfahren Sie, welche Krankheiten sich hinter den empfohlenen Impfungen verbergen und wie diese übertragen werden.

Wundstarrkrampf (Tetanus)

Diese Erkrankung führt zu Muskelkrämpfen. Lebensgefahr besteht durch Atem- und Herzstillstand. Verursacht wird Tetanus durch ein Bakterium: Clostridium tetani, das über verschmutzte kleine Hautverletzungen in den Körper eindringt. Der Erreger findet sich vor allem in der Erde und im Stuhl von Weidetieren, vornehmlich von Pferden. Das Gift des Bakteriums wandert die Nervenbahnen entlang bis ins zentrale Nervensystem. Am besten vermehrt sich der Erreger unter Sauerstoffabschluss – gefährlich sind Verletzungen, bei denen verschmutzte Fremdkörper tief in die Haut eindringen, zum Beispiel Dornen oder Späne. Bei der Impfung werden keine abgeschwächten oder abgetöteten Erreger verabreicht, sondern das entschärfte Tetanusgift. Neben der aktiven gibt es auch eine passive Impfung, die

bei Verdacht auf Infektion und fehlendem Impfstoff in Frage kommt.

Diphtherie

Die Infektion wird durch ein Bakterium (Corynebacterium diphtheriae) ausgelöst, das die oberen Atemwege befällt. Sie ist sehr ansteckend. Wenn der Kehlkopf betroffen ist, kann Diphtherie zum Ersticken führen. Durch den Giftstoff, den die Bakterien absondern, können auch andere Organe wie zum Beispiel das Herz lebensgefährlich geschädigt werden. Wie bei Tetanus wird auch hier mit einem Toxoid geimpft, das heißt die Impfung schützt nicht vor dem Befall mit Diphtheriebakterien, sondern sie führt zur Bildung von Antikörpern gegen die Giftstoffe.

Keuchhusten

Keuchhusten wird durch ein Bakterium verursacht, beziehungsweise durch ein Toxin, welches die Keuchhustenbakterien absondern. Dieses dringt nicht in den Blutkreislauf ein, sondern infiziert die Zellen der Bronchialschleimhaut. Die Erkrankung führt zu schwersten Hustenanfällen, vor allem nachts und nach Anstrengung. Besonders gefährdet sind

Säuglinge, bei ihnen kann es zu lebensbedrohlichen Atemstillständen kommen. Um die Zeitspanne der Keimausscheidung zu verkürzen, geben viele Kinderärzte ein Antibiotikum. Dies beeinflusst zwar nicht den Verlauf der Erkrankung, verhindert aber, dass Säuglinge infiziert werden. Der Keuchhustenimpfstoff besteht lediglich aus Zellbestandteilen (azellulär), enthält also nicht die ganze Bakterienzelle, was die Verträglichkeit erhöht. Insgesamt handelt es sich bei Keuchhusten um eine zwar lästige, aber nicht lebensbedrohliche Erkrankung. Eine Ausnahme bilden Lungen- oder Asthmakranke und Säuglinge. Bei Letzteren besteht ein zuverlässiger Impfschutz allerdings erst nach der vierten Impfung, sprich mit einem Jahr.

Haemophilus influenzae Typ b (Hib)

Dieses Bakterium verursacht Infektionen der oberen Atemwege. Insbesondere bei Babys und Kleinkindern kann es zu einer Gehirnhautentzündung oder zu einer Entzündung des Kehlkopfdeckels mit starker Schwellung und Atemnot kommen. Gefährdet sind vor allem Kinder unter fünf Jahren. Bei der Impfung handelt es sich um einen Totimpfstoff.

17

GESUND BLEIBEN – GESUND WERDEN

Kinderlähmung (Poliomyelitis)

Kinderlähmung wird durch das Poliovirus ausgelöst und kann zu vorübergehenden oder zu bleibenden Lähmungen führen, im Falle einer Atemlähmung auch zum Tod. Übertragen wird Polio durch Schmierinfektion, zum Beispiel beim Wickeln oder im Schwimmbad. Früher wurde die Schluckimpfung mit abgeschwächten Viren verabreicht, heute wird allgemein mit einem Totimpfstoff geimpft, der injiziert wird.

Hepatitis B

Diese Erkrankung wird durch ein Virus verursacht, das eine Leberentzündung hervorruft. Im Kindesalter verläuft eine Hepatitis B häufig chronisch und kann zur Zerstörung der Leber oder sogar zu Leberkrebs führen. Übertragen wird das Virus über Blut- und Sexualkontakte. Die Impfstoffe werden gentechnologisch hergestellt, also ohne Zusatz von Fremdeiweiß, was das Allergierisiko reduziert.

Pneumokokken

Pneumokokken sind Bakterien, die durch Tröpfcheninfektion übertragen werden. Diese Bakterien sind von einer Kapsel umhüllt. Kinder unter drei Jahren haben ein noch nicht vollständig ausgereiftes Immunsystem, das nur eingeschränkt dazu fähig ist, wirksame Abwehrstoffe gegen diese Kapsel herzustellen. Pneumokokken sind für eine Vielzahl von bakteriellen Infektionen im Kindesalter verantwortlich. Dazu zählen eitrige Ohrentzündungen, Lungenentzündungen, Nasennebenhöhlenentzündungen und eitrige Hirnhautentzündungen. Bei der Impfung handelt es sich um einen Totimpfstoff, er enthält Antigene gegen häufige Pneumokokkentypen.

Meningokokken

Meningokokken sind Bakterien, die durch Tröpfcheninfektion über Sprechen, Husten und Niesen übertragen werden. Innerhalb von zehn Tagen nach der Ansteckung kommt es zu hohem Fieber, zahlreichen kleineren Hauteinblutungen in Form von winzigen roten Punkten auf der Haut sowie zu einer Nackensteifigkeit als Zeichen einer Hirnhautentzündung. Den Hautblutungen liegt eine Gerinnungsstörung zu Grunde, die sämtliche Körperorgane betrifft und deshalb häufig zu Organversagen und schlimmstenfalls zum Tod führt. Bei überstandener Hirnhautentzündung behalten etwa ein Drittel aller Kinder Hirnschäden. Geimpft wird mit einem Konjugatimpfstoff, der an ein Diphtherietoxoid gekoppelt ist.

Masern

Masern ist eine extrem ansteckende, durch Tröpfcheninfektion übertragbare Infektionskrankheit. Die Hauptsymptome sind hohes Fieber, ein Ausschlag am ganzen Körper sowie eine Augenbindehautentzündung. Als gefürchtete Komplikation kann es zu schwersten Gehirnschädigungen auch noch Jahre später kommen. Geimpft wird mit abgeschwächten Lebendviren, auch als Einzelimpfstoff erhältlich.

Mumps

Diese Viruserkrankung führt durch eine Entzündung der Ohrspeicheldrüsen zu schmerzhaften Schwellungen an der Wange vor den Ohren. Mögliche Komplikationen sind: Taubheit in Folge einer Entzündung des Hörnervs, Bauchspeicheldrüsenentzündung oder Unfruchtbarkeit bei Jungen auf Grund einer Hodenentzündung. Geimpft wird mit einem Lebendimpfstoff in Kombination mit der Masern- und Rötelnimpfung.

Öffentlich empfohlene Impfungen

Röteln

Röteln gehören ebenfalls zu den ansteckenden Infektionskrankheiten. Zu den Leitsymptomen zählen: ein Hautausschlag sowie eine Schwellung vor allem der Lymphdrüsen im Nackenbereich. Gefährlich sind Röteln in erster Linie für schwangere Frauen: Eine Infektion im ersten Drittel der Schwangerschaft führt in vielen Fällen zu Schädigungen des Ungeborenen. Zurückbleiben können Blindheit, Taubheit oder auch ein Herzfehler. Als Impfstoff dienen abgeschwächte Lebendviren.

Windpocken

Das krankmachende Windpockenvirus ist hochansteckend und wird in erster Linie über virushaltige Tröpfchen übertragen, die beim Sprechen, Husten und Niesen mit der Atemluft ausgeschieden werden. Typisch für diese Erkrankung ist neben Fieber ein juckender Hautausschlag, der sich auf den gesamten Körper ausbreiten kann. Komplikationen sind bakterielle Hautinfektionen, Mittelohrentzündung, Lungenentzündung sowie Hirnhautentzündung. Bei Erwachsenen, Schwangeren und bei Patienten mit geschwächtem Abwehrsystem sind schwere

Verläufe möglich. Das Virus verbleibt auch nach durchgemachter Erkrankung im Körper und kann in späteren Jahren zu Gürtelrose (Herpes zoster) führen, was auch nach Impfung nicht ausgeschlossen ist. Geimpft wird mit einem Lebendimpfstoff, zusammen mit Mumps, Masern und Röteln (MMR).

FSME-Viren

FSME-Viren verursachen die Frühsommer-Meningoenzephalitis, die durch Zeckenbisse übertragen wird. Diese Viren treten je nach Region unterschiedlich häufig auf. Die meisten Erkrankungen ereignen sich zwischen Mai und September. Neben Fieber und grippalen Symptomen kann es zu einer Gehirnhaut- sowie zu einer Gehirnentzündung mit bleibenden Schädigungen kommen. Falls Ihr Kind nach einem Zeckenbiss – das kann auch Wochen später sein – grippeähnliche Symptome wie Fieber, Mattigkeit und Gliederschmerzen aufweist und vielleicht zusätzlich über starke Kopfschmerzen klagt, müssen Sie es sofort zum Arzt oder in die Klinik fahren. Weitere alarmierende Symptome, die auf eine Infektion mit FSME-Viren hindeuten, sind: Verwirrtheit, Lähmungen,

---

→ So schützen Sie Ihr Kind vor FSME

Wichtig ist es, die Kinder beim Spielen auf der Wiese oder im Wald durch geeignete Kleidung vor Zecken zu schützen. Dazu zählen lange Ärmel, Strümpfe, lange Hosen und ein Sonnenhut mit Nackenschutz.
Da das Infektionsrisiko umso höher ist, je länger die Zecken saugen können, sollten Sie das Kind jeden Abend gründlich nach Zecken absuchen, die Tiere gegebenenfalls umgehend entfernen und die Bissstelle anschließend gründlich mit einer Desinfektionslösung oder mit 70%igem Alkohol desinfizieren. Falls Sie in einem FSME-Risikogebiet wohnen oder vorhaben, Ihren Urlaub in einer betroffenen Region zu verbringen, sollten Sie Ihr Kind gegen FSME impfen lassen (siehe S. 16).

Krampfanfälle und Nackensteifigkeit: Das Kind ist nicht, oder nur unter starken Schmerzen dazu in der Lage, sein Kinn zum Knie zu bewegen.

GESUND BLEIBEN – GESUND WERDEN

Wenn Ihr Kind krank ist – was Sie selbst tun können

So wird Ihr Kind bald wieder gesund

Mehr noch als im gesunden Zustand ist es für ein krankes Kind wichtig, sich wohl und geborgen zu fühlen. Es braucht die liebevolle und fürsorgliche Pflege durch die Mutter oder den Vater mindestens genauso wie die richtige medikamentöse Behandlung. Wenn ein Kind krank ist, sucht es intuitiv den engen Kontakt zu seiner Bezugsperson; in der Regel sind das Mutter oder Vater, manchmal auch die Oma. Ein krankes Kind möchte nicht alleine im Kinderzimmer liegen, sondern in Blickkontakt mit den Eltern sein. Wenn es geht, sollten Sie Ihr Kind daher nicht alleine lassen. Bereiten Sie ihm ein Lager im

Wohnzimmer und schauen Sie regelmäßig nach ihm. Verzichten Sie möglichst auf den Hausputz, sagen Sie Besuche ab und lassen Sie sich wichtige Einkäufe von Ihrem Partner, einer Freundin oder Nachbarin abnehmen. Nur so haben Sie Zeit und Muße, für Ihren kleinen Patienten da zu sein und sich wirklich nur um dessen Bedürfnisse zu kümmern.

Nachsicht üben

Je kleiner ein Kind ist, desto weniger wird es verstehen, warum es krank ist, und sich einfach nur unwohl fühlen. Das äußert sich häufig dadurch, dass es quengelig und unausgeglichen ist, ständig etwas anderes will und trotzdem nie zufrieden ist. Manche Kinder sind sehr weinerlich und anhänglich, andere

wollen einfach nur ihre Ruhe und sind kaum ansprechbar. Unabhängig davon, zu welcher Reaktion Ihr Kind neigt, seien Sie geduldig! Schimpfen bringt in diesem Fall überhaupt nichts und macht das Ganze nur noch schlimmer. Manchmal hilft es, das Kind von seinem Kummer abzulenken, zum Beispiel indem Sie ihm etwas vorlesen, mit ihm ein ruhiges Spiel machen oder ihm eine kleine Geschichte mit Handpuppen vorspielen. Ältere Kinder dürfen ruhig zwischendurch ein Hörspiel anhören. Fernsehen und Computer sind dagegen weniger empfehlenswert. Verwöhnen Sie Ihr Kind in dieser Zeit ein bisschen mehr als sonst, das tut ihm gut und Ihnen vielleicht auch. Wenn es nicht gerade an einem akuten Magen-Darm-Infekt leidet, sollte Ihr

Kind essen dürfen, worauf es Lust hat. Aber zwingen Sie es nicht zum Essen – Hauptsache, es trinkt genügend. Wenn es ihm wieder besser geht, kommt der Appetit von ganz alleine zurück und das Kind holt sich die Kalorien, die es braucht. Grundsätzlich können Sie darauf vertrauen, dass Ihr Kind ein Gespür dafür hat, was ihm in dieser Situation gut tut und was nicht. Wenn es bestimmte Nahrungsmittel strikt ablehnt, sollten Sie dies akzeptieren.

Manche Kinder wollen ihre Ruhe haben und schlafen sich gesund. Auch das sollten Sie respektieren. Wecken Sie es nur, wenn es in Folge eines Magen-Darm-Infekts zu wenig getrunken hat.

Das Krankenzimmer

Wichtig ist, dass Ihr Kind tagsüber in Ihrer Nähe ist. Ebenso gut wie ein Bett im Kinderzimmer ist auch das Sofa oder eine Matratze im Wohnzimmer. Sorgen Sie regelmäßig für frische Luft, indem Sie von Zeit zu Zeit lüften. Schütteln Sie immer wieder Kissen und Bettdecke aus und richten Sie anschließend alles wieder nett her, indem Sie die Stofftiere neu drapieren. Auch Kindern tun solche Kleinigkeiten gut. Falls es Ihnen nicht mög-lich ist, den kleinen Patienten in Ihrer Nähe zu betten, sollten Sie in jedem Fall dafür sorgen, dass Sie zumindest in Rufnähe sind, damit Sie sofort hören, wenn Ihr Kind etwas braucht.

Kleine Onkel Doktors

Einem Schulkind können Sie bereits auf kindliche Art und Weise erklären, was in seinem Körper gerade vor sich geht und welche Maßnahmen man dagegen ergreifen kann. Dazu gibt es etliche gute Bücher speziell für Kinder. Hilfreich ist es auch, das Kind an der Herstellung seiner „Medizin" zu beteiligen. Auf diese Weise sind die meisten Kinder bereit, notwendige Maßnahmen wie Tees oder Wickel zu tolerieren. Lassen Sie Ihr Kind die Kartoffeln für den Kartoffelwickel selbst zerdrücken oder einen Apfel reiben, wenn es eine Durchfallerkrankung hat. Wenn das Kind einen Arztkoffer besitzt, kann es selbst Doktor spielen und diverse Puppen und Teddys verarzten.

Bettruhe ist heilsam

Ein Kind, das nicht allzu krank ist, werden Sie vermutlich kaum dazu bringen, dass es sich freiwillig ins Bett legt. Dennoch kann es sich im Bett besser aus-ruhen: Der Körper spart Kraft und Energie für die Bekämpfung der Krankheit. Außerdem gewährleistet die Bettdecke, dass das Kind kuschelig warm eingepackt ist, wodurch die Abwehrmechanismen schneller und effektiver arbeiten.

Kinder, die hoch fiebern, bleiben meistens ohne großen Widerstand oder sogar freiwillig im Bett. Schwieriger wird die Situation, wenn das Fieber fällt und das Kind auf dem Wege der Besserung ist. Dann ist Ihre Phantasie gefragt, das Bett in ein „Entertainment-Lager" mit Malblock, Kunststofftieren und Rittern zu verwandeln oder auch in eine Höhle. Vielen Kindern fällt es leichter, im Bett zu bleiben, wenn sich die Mutter zu einem Mittagsschlaf dazulegt. Das tut beiden gut. Welche Mutter erlaubt es sich schon, mittags eine Auszeit zu nehmen?

Körperpflege tut gut

Besonders, wenn Ihr Kind fiebert, sollten Sie es morgens und abends mit einem Waschlappen abwaschen. Das erfrischt und regt den Kreislauf an. Auch Zähneputzen und Haarekämmen gehören zum täglichen Ritual. Ziehen Sie Ihrem Kind auch jeden Tag einen neuen Schlafanzug an, wenn es stark schwitzt.

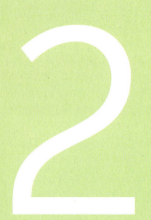

Beschwerden
von Kopf bis Fuß

Am besten machen Sie sich bereits mit dem Aufbau des folgenden Beschwerdeteils vertraut, so lange Ihr Kind noch nicht erkrankt ist, damit Sie im Ernstfall schnell Rat und Hilfe finden. Auf der nebenstehenden Seite sehen Sie, in welche acht übergeordneten Organbereiche die einzelnen Beschwerden und Krankheitssymptome eingeteilt sind.

➜ Je nachdem, an welchem Körperteil oder Organsystem Ihr Kind Symptome aufweist, schlagen Sie den entsprechenden farblich markierten Beschwerdebereich auf.

➜ In dem jeweiligen Bereich finden Sie die dazugehörigen, häufig vorkommenden Symptome.

➜ In der ersten Spalte (Wie genau?) wird das entsprechende Symptom genauer beschrieben, und es werden typische Merkmale, die für eine bestimmte Krankheit charakteristisch sind, aufgelistet.

➜ In der nächsten Spalte (Diagnose) finden Sie die wahrscheinlichste Diagnose.

➜ In der Spalte „Was können Sie selbst tun?" erhalten Sie Ratschläge und Tipps aus der Alternativmedizin, die Ihnen bei der Behandlung Ihres Kindes helfen sollen. Zur Differenzierung der empfohlenen homöopathischen Mittel lesen Sie unter dem jeweiligen Mittel in Kapitel drei nach, welches am besten zu den Beschwerden Ihres Kindes passt. Zu den Teemischungen gibt es ebenfalls im dritten Kapitel Alternativvorschläge.

➜ In der Spalte „Wann zum Arzt?" erfahren Sie, wann Sie ärztliche Hilfe in Anspruch nehmen sollten. Wenn Sie das Gefühl haben, Ihre eigene Behandlung führt nicht zu einer raschen Besserung, sollten Sie einen Arzt hinzuziehen.

➜ Die letzte Spalte „Was macht der Arzt?" informiert über ärztliche Untersuchungen und Therapievorschläge.

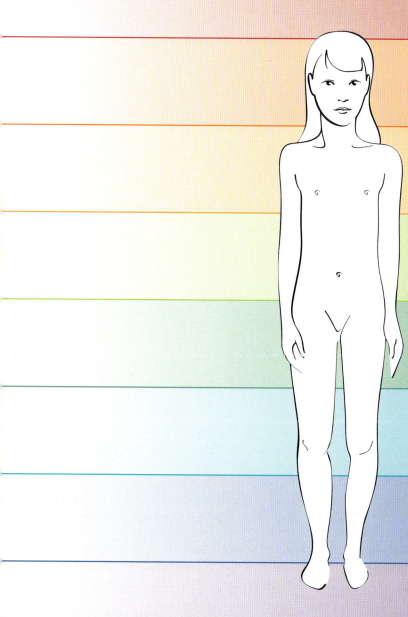

Allgemeinbefinden 24

Psyche 34

Kopfbereich 38

Brustbereich/Atemwege 52

Bauch/Unterleib 58

Bewegungsapparat 74

Haut 78

Notfälle 86

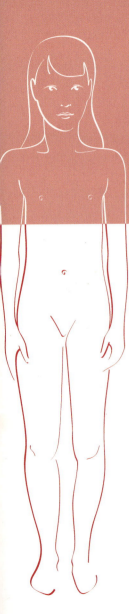

Allgemeinbefinden

Wenn Kinder sich nicht wohlfühlen, weniger Leistung erbringen oder ständig müde sind, kann die Ursache dafür eine Erkrankung sein. Sehr häufig sind Virusinfekte, allgemeine Überforderung oder eine ungesunde Lebensweise der Grund für das kindliche Unwohlsein. Auf jeden Fall sollten Sie Ihr Kind vorsichtshalber vom Arzt untersuchen lassen.

Fieber

Fieber ist ein häufiges Symptom bei Kindern. Es tritt im Rahmen vieler Infekte wie Erkältungskrankheiten oder Magen-Darm-Infekte auf. Auch die typischen Kinderkrankheiten gehen mit Fieber einher. Es ist ein gesunder Mechanismus des Körpers, um Krankheitserreger zu bekämpfen. Sehr hohes Fieber ist für den Körper belastend, so dass ein leichtes Absenken sinnvoll ist. Wenn Ihr Kind unter **Fieberkrämpfen** leidet, sollten Sie ab 38 bis 38,5 °C ein Fieberzäpfchen geben.

Mit einem fiebernden Säugling sollten Sie möglichst bald einen Arzt aufsuchen, um eine Mittelohrentzündung oder einen Harnwegsinfekt auszuschließen. Grundsätzlich sollte ein Kind mit hohem Fieber ärztlich untersucht werden. Auch über mehrere Tage andauerndes oder immer wiederkehrendes Fieber ist ein Hinweis für eine Erkrankung und muss ärztlich abgeklärt werden.

Nervosität/Leistungsabfall

Müde unkonzentrierte Kinder gehören heutzutage leider zum kinderärztlichen Alltag. Morgens sitzen die Kinder viele Stunden in der Schule und nachmittags vor dem Fernseher oder Computer, statt sich an der frischen Luft zu bewegen. Manchmal sind die Kinder zusätzlich überfordert, indem sie den schulischen Leistungen oder den zahlreichen organisierten Freizeitaktivitäten nicht gewachsen sind. Manche Kinder bekommen schlichtweg zu wenig Schlaf. In einigen Fällen hat das Immunsystem einfach ein Tief, weil das Kind gerade mehrere Infekte hintereinander durchgemacht hat. Auch organische Störungen wie zum Beispiel eine Sehschwäche können dazu führen, dass das Kind unkonzentriert und unruhig ist. Allzu häufig wird vor allem bei Jungen vorschnell auf die Diagnose ADHS (Aufmerksamkeitsdefizit-/Hyperaktivitäts-Syndrom) getippt.

Übergewicht

Die Zahl übergewichtiger Kinder nimmt stetig zu. Ursache dafür sind mangelnde Bewegung und ungesunde Ernährung mit Fastfood und zuckerhaltigen Getränken. Bereits im Kindesalter können dadurch Haltungsschäden mit chronischen Rückenschmerzen sowie Erkrankungen des Herz-Kreislauf-Systems entstehen. Wichtig ist es, möglichst frühzeitig mit einer gezielten und kompetenten Schulung des Kindes zu beginnen, um es möglichst erst gar nicht so weit kommen zu lassen. Dazu gehört zunächst eine kinderärztliche Untersuchung, um organische Ursachen für das Übergewicht zuverlässig auszuschließen.

Untergewicht

Wenn Ihr Kind nicht oder ungenügend an Gewicht zunimmt, wird Ihr Kinderarzt eine Reihe von Krankheiten als mögliche Ursache ausschließen. Bedenklich ist auch eine plötzliche starke Gewichtsabnahme im Kindes- oder Jugendalter.
Leider kommen auch schon im Schulalter immer häufiger psychische Ursachen wie zum Beispiel die Magersucht (Anorexie) oder die Ess-Brech-Sucht (Bulimie) als Ursache für die rasante Gewichtsabnahme in Frage. Vor allem junge Mädchen und zunehmend auch Jungen in der Pubertät sind besonders oft von diesen beiden Krankheitsbildern betroffen, die mit extremen Essgewohnheiten und häufigem Erbrechen einhergehen.

In diesem Kapitel

Fieber	26
Fieberhafte Infekte	26
Zahnen	28
Impfreaktion	28
Infekte im Bauchraum	28
Leukämie	29
Immundefekt	29
Folgen von Zeckenbiss	29
Nervosität, Leistungsabfall, Unkonzentriertheit	30
Bewegungsmangel	30
Mentale und psychische Überforderung	30
Körperliche Störungen	31
Übergewicht	32
Körperliche Störungen	32
Seelische Störungen	32
Untergewicht	33
Körperliche Störungen	33
Seelische Störungen	33

Fieber (fieberhafte Infekte)

Wie genau?	Diagnose	Was können Sie selbst tun?	Wann zum Arzt?	Was macht der Arzt?
Halskratzen, Schnupfen, Gliederschmerzen, Kopfschmerzen, Fieber	**Grippaler Infekt**	• Bei Fieber über 39 °C: Wadenwickel (S. 123), Fieberzäpfchen oder -saft • Bei beginnendem Infekt: Lindenblütentee (S. 112) • Gegen Halskratzen: Halswickel (S. 122) • Bei Schnupfen: Aufsteigende Fußbäder mit Senfmehl (S. 121), Kopfdampfbad mit Salz (S. 120) • **Homöopathisch:** Ferrum phosphoricum, Rhus toxicodendron nach Durchnässung mit Unruhe	Mit einem fiebernden Baby. Wenn das Fieber nicht sinkt	Überprüft, ob sich zusätzlich eine bakterielle Hals- oder Mittelohrentzündung entwickelt hat
Plötzlich einsetzendes hohes Fieber mit Gliederschmerzen, Schnupfen, Halsschmerzen, evtl. Husten	**Influenza (echte Grippe)**	• Bei Fieber über 39 °C: Wadenwickel (S. 123), Fieberzäpfchen oder -saft • Allgemein: darauf achten, dass das Kind ausreichend trinkt und im Bett bleibt • Bei Erkältungssymptomen: siehe oben • **Homöopathisch:** Aconitum bei ängstlichem Kind mit trockener heißer Haut; Belladonna bei schwitziger Haut und kalten Extremitäten	Beim geringsten Verdacht auf Influenza sofort zum Arzt	Macht einen Rachenabstrich oder ein Blutbild und verschreibt Medikamente
Fieber mit Ohrenschmerzen: Das betreffende Ohr ist berührungsempfindlich, Kind fasst sich häufig ans Ohr	**Mittelohrentzündung (S. 50)**	• Bei Fieber über 39 °C: Wadenwickel (S. 123), Fieberzäpfchen oder -saft • Bei Ohrenschmerzen: Nasenspray oder -tropfen zur Belüftung des Innenohrs, Zwiebelwickel (S. 121) • **Homöopathisch:** Belladonna bei hochrotem Ohr; Aconitum bei plötzlich beginnenden Ohrenschmerzen nach kaltem Wind; Ferrum phosphoricum bei langsam ansteigendem Fieber	Wenn die Ohrenschmerzen trotz der Hausmittel nach 1 bis 2 Stunden nicht deutlich besser werden	Stellt mit einem Otoskop fest, ob es sich um eine Mittelohrentzündung handelt und verschreibt evtl. ein Antibiotikum
Hohes Fieber mit Husten, starke Erschöpfung. Bei Babys Einziehen des Brustkorbs während der Atmung	**Lungenentzündung (S. 57)**	• Bei Fieber über 39 °C: Wadenwickel (S. 123), Fieberzäpfchen oder -saft, ausreichend trinken • Bei Husten: Brustwickel (S. 122 f.), Hustentee (S. 118 f.), Kopfdampfinhalation (S. 120) • **Homöopathisch:** Bryonia bei trockenem, schmerzhaftem Husten mit viel Durst; Pulsatilla bei gelblichem Schleim und wenig Durst; Antimonium tartaricum bei zähem Schleim	Bei Husten mit hohem Fieber und starkem Krankheitsgefühl	Hört das Kind ab und verschreibt im Falle einer Lungenentzündung ein Antibiotikum

26

Fieber (fieberhafte Infekte)

Wie genau?	Diagnose	Was können Sie selbst tun?	Wann zum Arzt?	Was macht der Arzt?
Fieber mit Halsschmerzen, oft hochroter Rachen, teils mit weißlichen eitrigen Belägen, Mundgeruch, belegte Zunge	**Angina (S. 42)**	• Bei Fieber über 39 °C: Wadenwickel (S. 123), Fieberzäpfchen oder -saft • Bei Halsweh: Salbeitee (S. 112) zum Trinken oder Gurgeln, Halswickel (S. 122), Zitronen-Honig-Tee (S. 119) • **Homöopathisch:** Belladonna bei hochrotem Hals und roten Wangen mit kalten Extremitäten	Bei Halsschmerzen mit Fieber zum Ausschluss einer bakteriellen Entzündung	Stellt mit einem Abstrich oder durch Blutentnahme fest, ob das Kind Scharlach hat und verschreibt ein Antibiotikum
Hartnäckiges Fieber, geschwollene Lymphknoten, Abgeschlagenheit, Halsschmerzen, Beläge auf den Mandeln, evtl. Ausschlag	**Pfeiffer'sches Drüsenfieber (S. 42)**	• Bei Fieber über 39 °C: Wadenwickel (S. 123), Fieberzäpfchen oder -saft • Bei Halsweh: Quark-Halswickel (S. 122) • **Homöopathie:** Mercurius bei Belägen auf den Mandeln und Mundgeruch; Lachesis bei Kloßgefühl im Hals mit lila-bläulicher Verfärbung der Mundschleimhaut (Beschwerden wandern von links nach rechts)	Wenn das Kind Halsschmerzen und Fieber hat	Stellt mittels Bluttest fest, ob Pfeiffer'sches Drüsenfieber vorliegt oder ein bakterieller Infekt
Hohes Fieber mit starken Kopfschmerzen, Nackensteifigkeit, Nachvornebeugen des Kopfes schmerzt sehr	**Hirnhautentzündung (S. 45)**	Stationäre Behandlung in der Klinik erforderlich!	Bei Verdacht auf Hirnhautentzündung sofort zum Arzt oder in die Klinik	In der Klinik erfolgt eine Rückenmarkspunktion. Bei bakterieller Entzündung: Antibiotikum-Infusion
Fieber mit Kopfschmerzen, die sich beim Nachvornebeugen verschlimmern, häufig mit Schnupfen	**Nasennebenhöhlenentzündung**	• Bei Fieber über 39 °C: Wadenwickel (S. 123), Fieberzäpfchen oder -saft • Schleimlösend: Kopfdampfbad (S. 120), Fußbad mit Senfmehl (S. 121) • **Homöopathie:** Kalium bichromicum bei zähem fadenziehendem Schleim aus der Nase und punktförmigem Schmerz	Wenn sich Kopfschmerzen und Fieber nach 2 Tagen nicht bessern, wenn zusätzlich Nackensteife (S. 45) besteht	Untersucht, ob eine Nebenhöhlenentzündung vorliegt, verordnet Nasenspray, Schleimlöser und evtl. Antibiotikum

Fieber (Zahnen, Impfreaktion, Infekte im Bauchraum)

Wie genau?	Diagnose	Was können Sie selbst tun?	Wann zum Arzt?	Was macht der Arzt?
Fieber bei Babys mit geschwollenem Zahnfleisch, roter Wange, Fäustchen im Mund	Zahnen	• Bei Fieber über 39 °C: Fiebersenken (siehe S. 26) • Gegen Schmerzen: Beißring aus dem Kühlschrank, Osanit-Kügelchen® • **Homöopathie:** Chamomilla, wenn eine Backe rot, die andere blass ist; Belladonna, wenn das Baby einen hochroten Kopf und rotes Zahnfleisch hat; Aconitum, wenn das Fieber plötzlich auftritt und das Baby unruhig und ängstlich ist	Wenn Unsicherheit besteht, ob das Fieber neben dem Zahnen noch andere Ursachen haben könnte	Überprüft, ob eine Infektion hinter dem Fieber steckt
Fieber am Tag der Impfung oder einen Tag danach (bei Masern/Mumps/Röteln oder Windpocken innerhalb der ersten 2 Wochen)	Impfreaktion	• Bei Fieber über 39 °C: Wadenwickel (S. 123), Fieberzäpfchen oder -saft • **Homöopathisch:** Aconitum bei schreckhaftem Kind mit heißer, trockener Haut; Belladonna bei Kindern mit heißer, schwitziger Haut, rotem Kopf und kalten Extremitäten	Wenn das Kind am 2. Tag nach der Impfung immer noch fiebert	Untersucht das Kind und schließt andere Erkrankungen neben der Impfreaktion aus
Fieber mit Erbrechen und/oder Durchfall, Bauchschmerzen	Magen-Darm-Infekt (S. 60)	• Bei Fieber über 39 °C: Wadenwickel (S. 123), Fieberzäpfchen oder -saft • Bei Durchfall: Karottensuppe (S. 117), Blaubeersuppe (S. 117), geriebener Apfel (S. 117), Pfefferminztee (S. 113), Magen-Darm-Tee (S. 116), Kamillentee (S. 112)	Mit Baby sofort; mit Kind, falls es hoch fiebert und erbricht oder mehrmals täglich erbricht und Durchfall hat	Kontrolliert, ob der Flüssigkeitsverlust zu groß ist und verordnet evtl. Infusion, Salze und/oder Darmbakterien
Fieber mit Bauchschmerzen im rechten Unterbauch, Durchfall, evtl. Verstopfung (S. 66 f.)	Blinddarmentzündung	Keine eigene Behandlung möglich, Kind muss in die Klinik!	Im Falle starker Bauchschmerzen evtl. mit Erbrechen und Fieber immer zum Arzt	Stellt durch klinische Untersuchungen und Ultraschall eine Blinddarmentzündung fest, dann erfolgt Operation

Fieber (Leukämie, Immundefekt, Folgen von Zeckenbiss)

Wie genau?	Diagnose	Was können Sie selbst tun?	Wann zum Arzt?	Was macht der Arzt?
Wiederkehrendes Fieber, Gewichtsverlust, Blutungsneigung, starke Müdigkeit, Blässe, Infektanfälligkeit	Leukämie	Keine eigene Behandlung möglich, Kind muss in die Klinik!	Beim geringsten Verdacht umgehend zum Arzt oder in die Klinik	Diagnose wird anhand eines Blutbildes und einer Knochenmarksuntersuchung gestellt
Häufige schwere Infektionen (Lungenentzündung, Hauteiterungen), Fieber	Immundefekt	Keine eigene Behandlung möglich	Bei Verdacht unbedingt zum Arzt	Stellt mittels Blutuntersuchung fest, ob ein Immundefekt besteht
Fieber mit Ausschlag	Siehe Kapitel „Haut" (S. 78 ff.)	Siehe Kapitel „Haut" (S. 78 ff.)	Siehe Kapitel „Haut" (S. 78 ff.)	Siehe Kapitel „Haut" (S. 78 ff.)
Fieber nach Zeckenbiss, evtl. mit Nackensteife (siehe: Hirnhautentzündung S. 45)	Borreliose oder FSME	Keine eigene Behandlung möglich	Beim geringsten Verdacht umgehend zum Arzt oder in die Klinik	Diagnose wird mittels Blutuntersuchung oder Rückenmarkspunktion gestellt

Allgemeinbefinden

Nervosität, Leistungsabfall, Unkonzentriertheit

Wie genau?	Diagnose	Was können Sie selbst tun?	Wann zum Arzt?	Was macht der Arzt?
Unkonzentriert, zappelig, müde; Kind sitzt viel vor dem Fernseher oder Computer	**Bewegungsmangel (S. 32)**	• Kind bei jedem Wetter draußen herumtoben lassen • Kind bei einem Sportverein anmelden • Schulkinder zwischen den Hausaufgaben immer wieder ein paar gymnastische Übungen machen lassen, damit der Kreislauf in Schwung kommt	Wenn die Symptome sich nicht durch regelmäßige Bewegung bessern	Schließt andere Ursachen aus (siehe unten)
In Folge einer Krankheit ermüdet das Kind rasch und ist oftmals gereizt	**Rekonvaleszenz**	• Da sich das kindliche Immunsystem erst allmählich erholt, braucht das Kind viel Ruhe, Schlaf, frische Luft, ausreichend Bewegung und vitaminreiche Kost • **Homöopathie:** Calcium phosphoricum bei zarten, hochgewachsenen Kindern	Wenn sich die Symptome nicht innerhalb der nächsten Wochen bessern	Schließt andere Ursachen aus (siehe unten)
Kind ist in Schule oder durch Freizeitaktivitäten sehr eingespannt, hat manchmal auch Schlafstörungen	**Mentale Überforderung**	• Kind ausreichend Ruhepausen einräumen sowie Zeit zum freien Spielen mit Freunden • Je kleiner ein Kind ist, desto weniger feste Termine sollte es während der Woche geben • Nach Kindergarten und Schule unbedingt Zeit zum Ausspannen gönnen	Wenn die Symptome sich durch Änderung des Tagesablaufes nicht bessern	Schließt andere Ursachen aus (siehe unten)
Ständige Unruhe, Kind kann sich nicht auf eine Sache konzentrieren	**ADHS**	• Für ausreichend Bewegung sorgen und zusätzliche Stimuli wie Fernsehen, Computer oder Cassettenrecorder einschränken • Konzentrationsübungen durchführen, die der Kinderarzt oder Psychologe empfiehlt	Bei chronischer Unruhe und Konzentrationsschwierigkeiten	Arzt und Psychologe stellen fest, ob eine derartige Diagnose vorliegt

Nervosität, Leistungsabfall, Unkonzentriertheit

Wie genau?	Diagnose	Was können Sie selbst tun?	Wann zum Arzt?	Was macht der Arzt?
Kind ist sehr unruhig, schnell ermüdbar, schläft schlecht, schwitzt oder friert leicht; Gewichtszu- oder abnahme	Schilddrüsenerkrankung	• Auf regelmäßige Einnahme der Schilddrüsenmedikamente achten	Bei Verdacht unbedingt zum Arzt	Stellt mittels Bluttest fest, ob eine Schilddrüsenerkrankung vorliegt und verschreibt Medikamente
Das Kind isst wenig Fleisch, ist in letzter Zeit sehr gewachsen oder war zuvor krank, wirkt blass und müde	Eisenmangel	• Dem Kind viel grünes Gemüse, Fleisch und Haferflocken zu essen geben, da diese Nahrungsmittel Eisen enthalten. In Kombination mit Vitamin C wird das Eisen vom Körper besser aufgenommen	Wenn das Kind auffallend blass und/oder müde ist	Überprüft mittels Bluttest, ob ein Eisenmangel vorliegt und schließt andere Erkrankungen aus
Kind kneift die Augen zusammen, zwinkert, stolpert, hat Kopfschmerzen, ist zappelig, schielt	Sehstörung	• Darauf achten, dass das Kind, wenn nötig, regelmäßig seine Brille trägt	Beim Verdacht auf Sehstörung	Stellt mittels Sehtest fest, ob eine Sehstörung vorliegt
Das Kind reagiert oftmals erst nach mehrmaligem Ansprechen, wirkt unruhig, gereizt, in sich zurückgezogen	Hörstörung	Keine eigene Behandlung möglich	Beim Verdacht, dass das Kind schlecht hört	Stellt mittels Hörtest fest, ob eine Hörstörung vorliegt

Allgemeinbefinden

Übergewicht

Wie genau?	Diagnose	Was können Sie selbst tun?	Wann zum Arzt?	Was macht der Arzt?
Kind nascht zwischen den Mahlzeiten, isst zu den Mahlzeiten die zwei- oder dreifache Menge	**Übermäßige Nahrungsaufnahme**	• Darauf achten, dass das Kind drei Hauptmahlzeiten und zwei kleine Zwischensnacks mit Obst oder Rohkost erhält. Zuckerfreie Getränke besorgen • Möglichst keine Zwischenmahlzeiten geben – vor allem keine Süßigkeiten • Ideal wäre es, wenn sich die ganze Familie gesund, sprich vitaminreich und fettarm ernährt	Wenn die Nahrungsumstellung nicht den gewünschten Erfolg bringt	Empfiehlt erprobte Ernährungsprogramme oder einen Besuch beim Ernährungsberater
Kind sitzt nachmittags die meiste Zeit vor dem Fernseher oder Computer	**Bewegungsmangel**	• Darauf achten, dass das Kind nachmittags bei jedem Wetter draußen spielt • Das Kind (vielleicht zusammen mit dem besten Freund) in einem Sportverein anmelden, es dabei verschiedene Sportarten erst ausprobieren lassen • In Sachen Bewegung mit gutem Beispiel vorangehen	Wenn die Umstellung des Tagesablaufes keinen Erfolg bringt	Stellt fest, ob noch andere Ursachen für das Übergewicht vorliegen
Plötzliche Gewichtszunahme mit Essen aus Kummer, wegen Schulproblemen, familiären Problemen	**Seelische Störung**	• Mit dem Kind darüber reden, was es bedrückt, und entsprechende Hilfe anbieten	Wenn fremde Hilfe zur Lösung seelischer Probleme erforderlich ist	Empfiehlt gezielte psychologische Hilfe
Kind ist ständig müde, unkonzentriert, friert oft, hat trockene Haut, nimmt an Gewicht zu, ohne mehr zu essen	**Schilddrüsenunterfunktion**	• Wenn das Kind Medikamente benötigt, darauf achten, dass es diese regelmäßig einnimmt	Wenn derartige Symptome bei dem Kind auftreten	Stellt mit Hilfe eines Bluttests fest, ob eine Schilddrüsenunterfunktion vorliegt und verordnet Medikamente

Untergewicht

Wie genau?	Diagnose	Was können Sie selbst tun?	Wann zum Arzt?	Was macht der Arzt?
Das Kind isst sehr wenig oder auffallend große Mengen mit provoziertem Erbrechen	**Anorexie oder Bulimie**	• Darauf achten, wie viel das Kind isst und ob es sich heimlich erbricht • Von Zeit zu Zeit das Gewicht kontrollieren • Mit dem Kind darüber reden, was es bedrückt, und entsprechende Hilfe anbieten	Beim Verdacht auf Essstörung	Überweist das Kind an einen Psychologen oder an ein Zentrum für Essstörungen
Das Kind ist sehr unruhig, schwitzt leicht, hat Herzklopfen, schläft schlecht, ermüdet schnell; Gewichtsverlust	**Schilddrüsenüberfunktion**	• Auf regelmäßige Einnahme der Medikamente achten	Beim Verdacht auf Schilddrüsenfehlfunktion (siehe links)	Stellt anhand eines Bluttests fest, ob eine Schilddrüsenüberfunktion vorliegt, und verschreibt Medikamente
Das Kind verliert an Gewicht, obwohl es viel isst, hat großen Durst, ist müde und muss viel Wasser lassen	**Diabetes (Typ 1)**	Keine eigene Behandlung möglich	Beim Verdacht auf Diabetes (siehe links) umgehend zum Arzt	Diagnosesicherung mittels Urin- und Blutuntersuchung
Das Kind hat immer wieder Durchfälle, Bauchschmerzen, evtl. Blut im Stuhl, verliert Gewicht, ist müde und blass	**Morbus Crohn, Colitis ulcerosa, Glutenunverträglichkeit (Zöliakie)**	• Im Falle eines positiven Befundes müssen die Ernährungsempfehlungen des Arztes unbedingt eingehalten werden	Wenn das Kind wiederholt an Durchfällen und/oder schmerzhaften Blähungen leidet	Diagnosesicherung mittels Bluttest, evtl. Darmspiegelung beim Gastroenterologen

Psyche

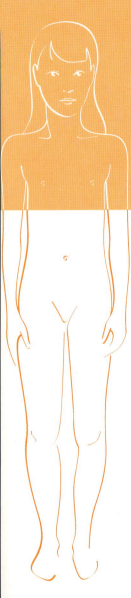

Auch bei Kindern können seelische Probleme auftreten. Diese äußern sich meist in Form von Schlafstörungen, teilweise mit Albträumen. Manche Kinder nässen nachts ein, andere leiden unter Angstzuständen und wieder andere entwickeln Tics wie Nägelkauen. Bei Säuglingen zeigt sich psychischer Stress unter anderem durch lang anhaltendes Schreien.

Schlafstörungen/Albträume

Kindliche **Schlafstörungen** sind keine Seltenheit und können sehr belastend sein. Man unterscheidet zwischen Ein- und Durchschlafstörungen. Beides kann unterschiedliche Ursachen haben. Säuglinge, die nachts immer wieder aufwachen, haben tagsüber zu viel geschlafen – ihr Tag-Nacht-Rhythmus hat sich umgedreht. Oder die Babys haben über den Tag verteilt zu wenige Kalorien bekommen und sind nachts hungrig. Dies hängt oftmals mit Wachstumsschüben zusammen, in denen der Nährstoffbedarf des Kindes plötzlich ansteigt. Bei älteren Kindern können Schlafstörungen mit einem übermäßigen Konsum an koffeinhaltigen Getränken wie Coca-Cola zu tun haben. Auch langes Fernsehen oder Computerspiele in den Abendstunden können dafür verantwortlich sein, dass das Kind nicht in den Schlaf findet. Bei Einschlafstörungen empfiehlt sich grundsätzlich ein festes Einschlafritual, so dass die Kinder abschalten und zur Ruhe finden. Ein Gute-Nacht-Gebet, eine Gute-Nacht-Geschichte oder ein Schlaflied entspannen und signalisieren dem Kind, dass es Zeit zum Schlafen ist. Bei regelmäßigen oder immer wiederkehrenden Ein- oder Durchschlafstörungen sollte natürlich immer die Ursache beseitigt werden – wie etwa ein stiller Kummer. Begleitend kann auch eine homöopathisch-konstitutionelle Behandlung durch einen erfahrenen klassischen Homöopathen helfen, das kann auch ein Arzt sein. Einige Kinder leiden unter **Albträumen**. Das betrifft vor allem sensible Kinder, die die Erlebnisse des Tages mit ins Bett nehmen und im Schlaf verarbeiten. Achten Sie darauf, dass die Abendstunden geruhsam verlaufen, und verzichten Sie auf allzu aufregende Fernsehfilme oder Computerspiele. Manchmal hilft eine abendliche wohltuende Massage, ein warmes Fußbad oder eine Tasse Melissentee. Auch ein Traumfänger, über dem Bett angebracht oder in Form eines Stofftieres, kann das Kind vor bösen Träumen bewahren.

Einnässen

Insbesondere Jungen neigen dazu, nach dem fünften Lebensjahr noch nachts einzunässen. Sie schlafen so tief, dass sie dies überhaupt nicht bemerken und in einem nassen Bett aufwachen. Zunächst muss das Kind vom Arzt untersucht werden, um organische Ursachen wie zum Beispiel einen Harnwegsinfekt auszuschließen. In hartnäckigen Fällen muss manchmal auf eine „Klingelhose" zurückgegriffen werden. Dabei wird das Kind bei den ersten austretenden Tropfen Urin durch einen Sensor in der Unterhose geweckt. Auf diese Weise lernt das Gehirn, alleine aufzuwachen, wenn die Blase gefüllt ist und entleert werden muss.

Tics

Sehr viele Kinder entwickeln bestimmte zwanghafte Angewohnheiten, sogenannte Tics. Manche Kinder zipfeln an den Fingern, andere kauen an den Nägeln oder machen Grimassen. In der Regel tun sie das unbewusst. Häufig sind diese Kinder sehr unruhig und in irgendeiner Weise überlastet oder innerlich angespannt. Gezielte Entspannungsübungen wie Yoga oder autogenes Training sind in solchen Fällen oftmals hilfreich. Auch für diese Kinder gilt: ein geregelter Tagesablauf mit regelmäßigen Ruhephasen und möglichst wenig Medienkonsum.

In diesem Kapitel

Schlafstörungen	36
Einschlafstörungen	36
Durchschlafstörungen	36
Schlafstörungen bei Babys	36
Albträume	36

Sonstige Störungen	37
Einnässen	37
Angstzustände	37
Tics	37
Schreibaby	37

Schlafstörungen (Ein- und Durchschlafstörungen)

Wie genau?	Diagnose	Was können Sie selbst tun?	Wann zum Arzt?	Was macht der Arzt?
Das Kind mag nicht alleine einschlafen, will nicht ins Bett	Einschlafstörungen	• Ein festes „Zubettgehritual" einführen: Geschichte vorlesen, Gute-Nacht-Gebet, Lied singen, Gute-Nacht-Kuss und anschließend gute Nacht sagen • Melissentee am Abend (S. 112); Massagen mit Lavendelöl 10 % (aus der Apotheke) • Darauf achten, dass das Kind zwar satt ist, aber nicht mit vollem Magen schlafen geht	Bei Bedarf an ärztlicher Hilfe	Empfiehlt gezielte psychologische Hilfe. Manchmal hilft bereits das Gespräch mit ihm
Kind wacht nachts mehrmals auf	Durchschlafstörungen	• Ängste aus dem Weg räumen; bei Verlustängsten am Abend viel Zeit mit dem Kind verbringen; ein „Zubettgehritual" einführen (siehe oben) • Darauf achten, dass das Kind satt ist, damit es nicht vor Hunger aufwacht • Das Kind nachts im Dunkeln beruhigen; nachts nicht spielen, vorlesen oder füttern	Bei Bedarf an ärztlicher Hilfe	Empfiehlt gezielte psychologische Hilfe. Manchmal hilft bereits das Gespräch mit ihm
Das Baby wacht nachts mehrmals auf	Schlafstörungen bei Babys	• Gegen 22 Uhr die letzte Mahlzeit geben, das genügt bis zum nächsten Morgen – die meisten Babys schlafen ohnehin erst frühestens mit 7 Monaten durch • Nachts kein Licht anknipsen und das Baby im Dunkeln beruhigen, damit es merkt, dass Nacht ist	Bei Bedarf an ärztlicher Hilfe	Untersucht, ob das Baby gesund ist, und berät die Eltern
Kind schreckt nachts aus dem Schlaf hoch oder spricht im Schlaf	Albträume	• Tagesablauf ruhig gestalten, abends keine aufregenden Fernsehfilme anschauen lassen (gilt auch für Computerspiele) • Wenn das Kind schlecht träumt, zu ihm ans Bett gehen und es beruhigen, evtl. wecken • Darauf achten, dass das Kind zwar satt ist, aber nicht mit vollem Magen ins Bett geht	Bei Bedarf an ärztlicher Hilfe	Empfiehlt gezielte psychologische Hilfe. Manchmal hilft bereits das Gespräch mit ihm

Einnässen, Tics

Wie genau?	Diagnose	Was können Sie selbst tun?	Wann zum Arzt?	Was macht der Arzt?
Einnässen nach dem 5. Lebensjahr (nachts oder tagsüber)	**Einnässen**	• Behandlung unter Bauchraum/Unterleib (siehe S. 72 ff.)	Wenn das Kind nach dem vollendeten 5. Lebensjahr einnässt	Schließt organische Ursachen aus (S. 71)
Angst vor Tieren, im Dunkeln oder vor Gewitter	**Angstzustände**	• Das Selbstbewusstsein des Kindes stärken • Viel Zuwendung geben und Gespräche über Ängste führen (es gibt gute Kinderbücher zum Thema „Angst", die dabei helfen können, siehe S. 127)	Kinder machen Entwicklungsphasen durch, in denen sie Angst haben. Hilfe ist nur erforderlich, wenn das Kind in Panik gerät	Empfiehlt gezielte psychologische Hilfe
Nägelkauen, Grimassieren etc.	**Tics**	• Da Tics oft nervös bedingt sind, helfen Entspannungsmethoden wie Yoga oder autogenes Training • Weitestgehend auf Fernsehen und Computer verzichten • Abends Melissentee trinken lassen (S. 112)	Bei Bedarf an ärztlicher Hilfe	Empfiehlt gezielte psychologische Hilfe
Ständig schreiendes Baby	**Schreibaby**	• Überprüfen, ob das Baby genügend Milch bekommt • Auf geregelten Tagesablauf achten (nicht zu viel Programm) • Bei Blähungen (S. 63)	Wenn das Baby sehr häufig schreit	Überprüft, ob das Schreien eine organische Ursache hat, und empfiehlt gezielte psychologische Hilfe

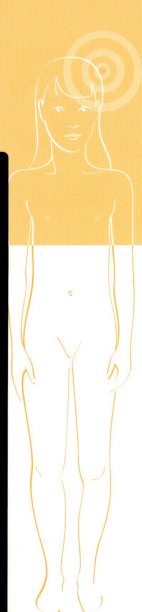

Kopfbereich

Hier sind alle Erkrankungen zusammengefasst, die Augen, Ohren, Mund mit Zahnfleisch und Zähnen sowie den Rachenraum und den Hals betreffen. Das Thema „Kopfschmerzen" finden Sie im Rahmen dieses Kapitels auf zwei Seiten gesondert aufgeführt, da es im Kindesalter immer häufiger vorkommt und ganz unterschiedliche Ursachen haben kann.

Augen

Rötungen der Bindehaut kommen besonders häufig vor: Die Augen brennen oder jucken, teilweise begleitet von wässrigen oder gelblichen Absonderungen. In der Regel handelt es sich um einen **Virusinfekt** im Rahmen einer Erkältung. Manchmal kommt es zusätzlich zu einer **bakteriellen Infektion**, die augenärztlich behandelt werden muss. Gerötete, tränende, juckende Augen in den Frühlings- und Sommermonaten sowie nach Tierkontakt weisen auf eine **Allergie** hin – ein Allergietest beim Arzt bestätigt den Verdacht.

Hals

Halsschmerzen treten meist im Zuge einer Erkältung auf. In aller Regel handelt es sich um einen **Virusinfekt**, der mit Homöopathika oder einfachen Hausmitteln gut zu behandeln ist. Da auch Bakterien, wie zum Beispiel **Streptokokken**, dahinterstecken können, ist eine ärztliche Untersuchung sinnvoll, vor allem dann, wenn die Halsschmerzen sich nicht bessern oder Fieber hinzukommt. Auch eine **Schwellung der Lymphknoten** im Halsbereich ist keine Seltenheit. Nur, wenn die Schwellung sich nicht zurückbildet, ungewöhnlich groß ist oder stark schmerzt, ist eine Abklärung durch den Arzt unbedingt erforderlich.

Kopfschmerzen

Viele Kinder reagieren mit **Spannungskopfschmerzen**, wenn ihnen alles zu viel wird: Der Leistungsdruck in der Schule sowie ständige Freizeitaktivitäten lasten auf ihnen. Wichtig sind regelmäßige Entspannungsphasen und viel Bewegung an der frischen Luft. Wenn die Kopfschmerzen einseitig auftreten und allgemeine Symptome wie Übelkeit, Schwindel oder Sehstörungen hinzutreten, muss an eine **Migräne** gedacht werden, insbesondere bei familiärer Vorbelastung. Generell muss das Kind ärztlich untersucht werden, wenn die Kopfschmerzen immer wieder auftreten, um organische Störungen wie zum Beispiel eine **Sehschwäche** sicher auszuschließen.

Mund

Bereits im Säuglingsalter kommt es zu Entzündungen im Mundbereich. Häufig sind **Pilzinfektionen** (Mundsoor) oder auch **Virusinfekte** mit aphthösen Veränderungen auf der Mundschleimhaut. Auch das **Durchbrechen der Zähne** beeinträchtigt das Allgemeinbefinden mancher Babys stark. Manchmal dienen Krankheitssymptome im Mundbereich sowie übler **Mundgeruch** als Hinweis auf eine Erkrankung eines anderen Organsystems. Der Arzt wird Ihr Kind deshalb genau untersuchen, auch wenn zunächst nur ein Pilz im Mund sichtbar ist.

Ohren

Wenn Kinder über **Ohrenschmerzen** klagen, sollten Sie auf jeden Fall einen Arzt aufsuchen, da es sich um eine Mittelohrentzündung handeln kann. Wegen der anatomischen Nähe zum Gehirn ist beim Ohr äußerste Vorsicht geboten.
Eine häufige Ursache für kindliche **Schwerhörigkeit** ohne Ohrenschmerzen ist ein Tubenkatarrh. Damit ist die Schwellung der Schleimhaut in der Ohrtrompete gemeint – häufig in Folge eines Infektes der oberen Luftwege.

In diesem Kapitel

Augen	40
Bakterielle und virale Infekte	40
Verengter Tränenkanal	40
Allergische Bindehautentzündung	41
Gerstenkorn	41
Facialislähmung	41
Einblutungen	41
Hals	42
Halsschmerzen	42
Geschwollene Lymphknoten	43
Kopfschmerzen	44
Gehirnerschütterung	44
Spannungskopfschmerzen	44
Sehfehler	44
Migräne	44
Infektbedingte Kopfschmerzen	45
Mund	46
Entzündete Mundschleimhaut, Aphthen	46
Mundgeruch	47
Zahn- und Zahnfleischprobleme	47
Entzündete Mundwinkel	48
Sonstige Entzündungen im Mundraum	49
Ohren	50
Ohrenschmerzen	50
Schwerhörigkeit	51

Augen

Kopfbereich

Wie genau?	Diagnose	Was können Sie selbst tun?	Wann zum Arzt?	Was macht der Arzt?
Gerötete Bindehaut, Jucken, Brennen, oft im Rahmen einer Erkältung	**Virale Bindehautentzündung**	• Mehrmals täglich Euphrasia-Augentropfen einträufeln • **Homöopathie:** Euphrasia bei geröteten Bindehäuten; Apis, falls die Augenlider stark geschwollen sind	Wenn sich die Symptome nicht innerhalb von einem Tag bessern oder bei Verdacht auf eine Allergie	Stellt anhand eines Augenabstrichs fest, ob eine bakterielle Infektion vorliegt, und verordnet ein Antibiotikum
Gerötete Bindehäute mit weißlich-gelblichen Absonderungen. Das Auge ist verklebt	**Bakterielle Bindehautentzündung**	• Regelmäßig antibiotische Augentropfen in das betroffene Auge träufeln • Absonderungen mit warmem Wasser entfernen • Wichtig: auch nach Abklingen der Symptome 1 bis 2 Tage weiterbehandeln, damit die Erkrankung wirklich ausgeheilt ist • **Homöopathie:** Pulsatilla	Bei weißlich-gelblichen Absonderungen und stark geröteten Augen	Stellt mit Hilfe eines Abstrichs fest, ob eine bakterielle Infektion vorliegt, und verschreibt ein Antibiotikum
Gelbliche Absonderungen bei Säuglingen, die Bindehaut ist meist weiß	**Verengter Tränenkanal**	• Die Augen regelmäßig mit warmem Wasser von außen in Richtung Nase reinigen • **Homöopathie:** Pulsatilla	Bei Absonderungen aller Art	Stellt fest, ob eine bakterielle Infektion vorliegt. Evtl. muss der Tränenkanal operativ erweitert werden
Fieber, begleitet von geschwollenen, rötlich bis bläulich gefärbten Augenlidern. Augapfel kann hervortreten	**Orbitalphlegmone (akute Entzündung der Augenhöhle)**	Keine eigene Behandlung möglich, sofort in die Klinik!	Sofort den Notarzt rufen, da Verlust des Sehvermögens droht	In der Klinik wird mit antibiotischen Infusionen behandelt

Augen

Wie genau?	Diagnose	Was können Sie selbst tun?	Wann zum Arzt?	Was macht der Arzt?
Gerötete Augen, starker Juckreiz, Brennen nach Kontakt mit Allergen (Pollen oder Tierhaare)	**Allergische Bindehautentzündung**	• Während der Entzündung das Allergen meiden • Bei Allergie auf Hausstaubmilben milbenundurchlässige Bettwäsche anschaffen, auf abwischbare Böden achten und nicht zu viele Kuscheltiere im Kinderzimmer (vor allem im Bett) • **Homöopathie:** Euphrasia bei geröteten Bindehäuten; Apis wenn Bindehäute gerötet und Augenlider stark geschwollenen sind	Bei Verdacht auf eine Allergie	Führt einen Allergietest durch und verschreibt antiallergische Augentropfen
Schmerzhafter, teilweise geröteter Pickel am Augenlidrand	**Gerstenkorn (entzündete Drüse)**	• Unterstützend zur antibiotischen Behandlung: **Homöopathie:** Pulsatilla oder Staphysagria bei häufig wiederkehrenden Gerstenkörnern	Beim Auftreten eines Gerstenkorns	Verschreibt eine antibiotische Augensalbe
Das Augenlid kann nicht mehr geschlossen werden	**Facialislähmung**	Keine eigene Behandlung möglich, in der Regel handelt es sich um einen Virusinfekt und die Symptome verschwinden ganz von alleine wieder; auch im Zusammenhang mit einer Borreliose möglich	Wenn das Kind ein Augenlid nicht mehr vollständig schließen kann	Stellt fest, ob eine Infektion oder eine Erkrankung nach Zeckenbiss vorliegt, evtl. Reizstromtherapie
Punktförmige rote Stellen in der Bindehaut, z. B. in Folge starken Hustens (siehe Keuchhusten, S. 56)	**Einblutungen in die Bindehaut**	Normalerweise keine Behandlung notwendig, da das Auge die Einblutung von alleine beseitigt	Wenn die Einblutung nach einer Woche nicht verschwunden ist oder in den folgenden Tagen zunimmt	Augenarzt überprüft, ob eine zusätzliche Schädigung des Auges vorliegt

Kopfbereich

Hals (Halsschmerzen, geschwollene Lymphknoten)

Kopfbereich

Wie genau?	Diagnose	Was können Sie selbst tun?	Wann zum Arzt?	Was macht der Arzt?
Morgens Halskratzen mit Besserung im Laufe des Tages oder nach Trinken; häufig wiederkehrende Halsentzündungen	**Mundatmung in Folge vergrößerter Rachen- oder Gaumenmandeln**	• Morgens warmen Tee zu trinken geben • Im Schlafzimmer möglichst nicht heizen • Auf ausreichend hohe Luftfeuchtigkeit achten (feuchte Tücher aufhängen oder Luftbefeuchter besorgen) • Beim Schlafen Oberkörper des Kindes leicht erhöht legen • **Homöopathie:** Calcarea iodata	Wenn das Kind zusätzlich zu den Halsschmerzen schnarcht und den Mund geöffnet hat	Hals-Nasen-Ohren-Arzt überprüft, ob vergrößerte Mandeln entfernt werden müssen
Kratzen oder Brennen im Hals, evtl. mit Schnupfen und Fieber	**Virusangina**	• Bei Halsweh: Salbeitee (S. 113) zum Trinken und Gurgeln, Zitronen-Honig-Tee (S. 119), Halswickel (S. 122), Ingwergetränk (S. 112), Gurgeln mit Salzwasser (1 TL Speisesalz auf 1 Glas Wasser) • **Homöopathie:** Ferrum phosphoricum	Wenn zusätzlich Fieber auftritt oder die Halsschmerzen sich nicht bessern	Verordnet schmerzlindernde Lutschtabletten und Schmerz- bzw. Fiebersaft oder -zäpfchen
Halsschmerzen, Schluckbeschwerden, oft Fieber, rote Wangen, weißliche, später himbeerrote Zunge, evtl. Ausschlag (S. 82)	**Bakterielle Angina, Streptokokken-Angina (Scharlach)**	• Bei Halsweh: Salbeitee (S. 113), Zitronen-Honig-Tee (Seite 119), Halswickel (S. 122), Trinken von kühlen Getränken oder Lutschen von Eis • **Homöopathie:** Belladonna bei plötzlich einsetzendem hohen Fieber mit stark gerötetem Rachen; Lachesis bei purpur gefärbten Tonsillen und Beginn auf der linken Seite; Sulfur bei stechendem Schluckschmerz und Hitzegefühl	Bei starken Halsschmerzen und Schluckbeschwerden	Stellt mittels Abstrich fest, ob eine Infektion mit Streptokokken vorliegt, und verschreibt ein Antibiotikum
Halsschmerzen, vergrößerte Lymphknoten, weiße Beläge auf den Mandeln, evtl. Ausschlag, meist Fieber (S. 26 ff.)	**Pfeiffer'sches Drüsenfieber**	• Bei Halsweh: Salbeitee (S. 113), Zitronen-Honig-Tee (S. 119), Halswickel (S. 122), Trinken von kühlen Getränken, Lutschen von Eis • **Homöopathie:** Mercurius solubilis (dicke weißliche Beläge, Mundgeruch, seitliche Zahneindrücke möglich)	Bei Verdacht auf Pfeiffer'sches Drüsenfieber	Sichert die Diagnose und verordnet evtl. fiebersenkende Medikamente

Hals (Halsschmerzen, geschwollene Lymphknoten)

Wie genau?	Diagnose	Was können Sie selbst tun?	Wann zum Arzt?	Was macht der Arzt?
Das Kind hatte vor kurzem eine Erkältung oder Infektion im Kopfbereich, die Halslymphknoten sind vergrößert	**Lymphknotenschwellung im Rahmen eines Infekts**	• Bei Schmerzen: kühlende Quarkwickel (S. 122) • **Homöopathie:** Calcarea acetica bei dicklichen Kindern; Calcarea iodata bei eher dünnen Kindern	Wenn die Lymphknoten nach akutem Infekt nicht kleiner werden	Überprüft anhand eines Blutbildes, ob eine andere Erkrankung vorliegt
Schmerzhaftes Anschwellen der Wangen vor den Ohren; die Ohren stehen ab, meist Fieber	**Lymphknotenschwellung bei Mumps**	• Bei Schmerzen: kühlende Quarkwickel (S. 122)	Bei Verdacht auf Mumps	Sichert die Diagnose und verschreibt schmerzlindernde Medikamente
Leichtes Fieber, evtl. Erkältungssymptome, Ausschlag (S. 80)	**Lymphknotenschwellung im Nacken (Röteln, S. 80)**	Keine eigene Behandlung möglich	Bei Verdacht auf Röteln	Sichert die Diagnose auf Grund der klinischen Zeichen sowie mittels Blutbild. Behandlung meist nicht nötig
Aphthen im Rachenbereich, evtl. mit Ausschlag an Handinnenflächen (S. 46)	**Angina im Rahmen einer Hand-Mund-Fuß-Krankheit**	• Gegen Schmerzen: Mundspülungen mit Kamillentee (S. 112), Trinken kühler Getränke (keine konzentrierten Fruchtsäfte!) mit Strohhalm • **Homöopathie:** Borax	Wenn das Kind wegen der Schmerzen weder isst noch trinkt	Verschreibt schmerzstillende Medikamente, evtl. eine Infusion

Kopfbereich

Kopfschmerzen

Wie genau?	Diagnose	Was können Sie selbst tun?	Wann zum Arzt?	Was macht der Arzt?
Kopfschmerzen nach Kopfverletzung, das Kind war kurz bewusstlos und hat erbrochen	Gehirnerschütterung	Keine eigene Behandlung möglich. Begleitend zum Arzt: **Homöopathie:** Arnica	Nach Sturz auf den Kopf mit Verdacht auf Gehirnerschütterung	Kind muss zur Überwachung 24 Stunden in die Klinik
Kopfschmerzen in Folge psychischer oder körperlicher Belastung, z. B. Schulstress	Spannungskopfschmerzen	• Allgemein: für ausreichende Erholung mit viel Schlaf sorgen. Als Getränk leicht gesüßten Pfefferminztee (S. 113) reichen sowie vitaminreiche Kost • Schläfen mit Pfefferminzöl einreiben • **Homöopathie:** Aconitum bei plötzlich auftretenden Kopfschmerzen; Calcium carbonicum oder Calcium phosphoricum bei Kopfschmerzen nach geistiger Überanstrengung	Wenn sich die Kopfschmerzen trotz der Hausmittel nicht bessern oder immer wiederkehren	Verschreibt schmerzlindernde Medikamente und schließt andere Ursachen aus
Das Kind klagt insbesondere nach der Schule über Kopfweh (an die Tafel schauen und lesen)	Sehfehler	Keine eigene Behandlung möglich	Bei Verdacht auf Sehstörung	Augenarzt kann Sehfehler ausschließen oder eine Brille verordnen
Anfallsartige Kopfschmerzen mit Übelkeit und Sehstörungen, oftmals bei Wetterumschwung und Föhn	Migräne	• Allgemein: Kind in einen dunklen ruhigen Raum legen (möglichst dabeibleiben), viel trinken lassen • Gegen Schmerzen: kalten Waschlappen auf die Stirn legen, Schläfen mit Pfefferminzöl einreiben • **Homöopathie:** Bryonia bei stechenden Schmerzen und viel Durst; Aconitum bei plötzlich einsetzenden Schmerzen; Belladonna bei pochenden Schmerzen und Verschlechterung bei Licht	Wenn das Kind öfter an Migräne leidet	Sichert die Diagnose mittels EEG und verschreibt spezielle Medikamente

Kopfbereich

Kopfschmerzen

Wie genau?	Diagnose	Was können Sie selbst tun?	Wann zum Arzt?	Was macht der Arzt?
Schnupfen mit Stirnkopfschmerzen, die sich beim Nachvornebeugen verschlimmern, evtl. Fieber	**Nasennebenhöhlenentzündung**	• Allgemein: Kind nicht bei kühlem Wetter Fahrradfahren lassen, da sonst Gesichtsbereich auskühlt • Schleimlösend: Kopfdampfbad (S. 120), Fußbad mit Senfmehl (S. 121) • **Homöopathie:** Kalium bichromicum bei zähem gelbem fadenziehendem Schleim; Luffa, wenn die Nasenatmung stark behindert ist	Bei Verdacht auf Nebenhöhlenentzündung (siehe links)	Sichert die Diagnose; verschreibt abschwellende Nasentropfen, Schleimlöser und evtl. ein Antibiotikum
Starke Kopfschmerzen, Fieber und Nackensteifigkeit (Unfähigkeit, den Kopf auf die Brust zu senken)	**Hirnhautentzündung**	Keine eigene Behandlung möglich	Bei Verdacht auf Hirnhautentzündung sofort Arzt oder Notarzt rufen	Die Diagnose wird in der Klinik mittels Rückenmarkspunktion gesichert. Therapie mit Antibiotikum per Infusion
Wochen bis Monate nach einem Zeckenbiss auftretende Kopfschmerzen	**Hirnhautentzündung im Rahmen einer Borreliose oder FSME-Erkrankung**	Keine eigene Behandlung möglich	Bei Kopfschmerzen nach Zeckenbiss	Stellt durch Rückenmarkspunktion fest, ob eine Infektion der Hirnhäute vorliegt
Kopfschmerzen im Rahmen eines Infekts (Erkältung, Magen-Darm-Infekt), evtl. Fieber	**Infekt bedingte Kopfschmerzen**	• Kind sollte ruhig im Bett bleiben und ausreichend trinken • Schläfen mit Pfefferminzöl einreiben • Behandlung des Infekts (siehe entsprechende Kapitel) • **Homöopathie:** Bryonia bei stechenden Kopfschmerzen mit viel Durst; Aconitum bei plötzlich einsetzenden Kopfschmerzen mit Angst	Wenn das Kind zusätzlich hohes Fieber (über 39 °C) bekommt und über Nackensteifigkeit klagt	Schließt eine Hirnhautentzündung aus und verschreibt evtl. schmerzlindernde Medikamente

Kopfbereich

Mund (entzündete Mundschleimhaut, Aphthen)

Wie genau?	Diagnose	Was können Sie selbst tun?	Wann zum Arzt?	Was macht der Arzt?
Aphthen im Mund- und Rachenbereich, evtl. Ausschlag an den Handinnenflächen (S. 82)	**Hand-Mund-Fuß-Krankheit**	• Gegen Schmerzen: Mundspülungen mit Kamillentee (S. 112), Trinken kühler Getränke (keine konzentrierten Fruchtsäfte!) mit Strohhalm • **Homöopathie**: Borax	Wenn das Kind sich weigert, zu trinken	Verschreibt schmerzstillende Medikamente, evtl. eine Infusion
Die gesamte Mundschleimhaut und das Zahnfleisch sind gerötet und geschwollen, mit Aphthen	**Mundfäule (verursacht durch Herpesviren)**	• Gegen Schmerzen: Mundspülungen mit Kamillentee (S. 112), Trinken kühler Getränke (keine konzentrierten Fruchtsäfte!) mit Strohhalm • **Homöopathie**: Lachesis bei rötlich bis bläulich verfärbtem Zahnfleisch; Borax, wenn die Mundschleimhaut stark gerötet ist	Wenn das Kind sich weigert, zu trinken	Verschreibt schmerzstillende Medikamente, evtl. eine Infusion
Aphthen zusätzlich zu einem akuten Infekt (Erkältung oder Magen-Darm-Infekt)	**Aphthen im Rahmen von Virusinfekten**	• Gegen Schmerzen: Mundspülungen mit Kamillentee (S. 112) • **Homöopathie**: Borax	Nur bei kleineren Kindern, die wegen der Schmerzen zu wenig trinken	Verschreibt Medikamente gegen den Infekt und die Schmerzen
Immer wieder auftretende Aphthen im Mund, chronische Durchfälle, Bauchschmerzen, Gewichtsabnahme	**Morbus Crohn (S. 69)**	Keine eigene Behandlung möglich	Bei Verdacht auf eine entzündliche Darmerkrankung (siehe links)	Gastroenterologe sichert mittels Blutbild und Darmspiegelung die Diagnose und überweist Kind in Spezialambulanz

Mund (Mundgeruch, Zahn- und Zahnfleischprobleme, Scharlach)

Wie genau?	Diagnose	Was können Sie selbst tun?	Wann zum Arzt?	Was macht der Arzt?
Mundgeruch und nach Magen-Darm-Infekten (siehe unten)	**Gestörte Zusammensetzung der Mund- und Darmflora**	• Kind täglich Joghurt mit lebenden Kulturen und Äpfel zu essen geben • Süßigkeiten möglichst meiden	Wenn sich die Symptome nicht bessern	Verschreibt Medikamente zum Aufbau der Mund- und Darmflora
Rotes, geschwollenes Zahnfleisch bei Babys mit Unruhe, Fäustchen im Mund, evtl. Fieber	**Zahnen**	• Gegen Schmerzen: Kind einen gekühlten Beißring anbieten • **Homöopathie:** Chamomilla, wenn nur eine Wange hochrot und das Kind sehr zornig ist; Belladonna, wenn beide Wangen gerötet sind	Wenn das Baby Fieber hat oder ständig schreit	Schließt andere Ursachen für Fieber und Schmerzen aus und verschreibt schmerzlindernde Medikamente
Dunkle Verfärbungen der Zähne, Zahnschmerzen, evtl. gerötetes Zahnfleisch	**Karies**	• Süßigkeiten meiden und auf gründliches Zähneputzen nach jeder Mahlzeit achten • **Homöopathie:** begleitend zur zahnärztlichen Behandlung bei früh auftretendem Karies: Calcarea fluorica; bei dunkelrot gefärbtem, verdicktem Zahnfleisch: Kreosotum	Bei den ersten Anzeichen von Karies	Zahnarzt entfernt die Karies
Stark gerötete Zunge, zusätzlich Halsschmerzen, Fieber, Ausschlag möglich (S. 82)	**Himbeerzunge bei Scharlach (Infektion mit Streptokokken)**	• Gegen die Halsschmerzen S. 42 • **Homöopathie:** Belladonna	Wenn das Kind eine stark gerötete Zunge und Halsschmerzen hat	Stellt mittels Abstrich fest, ob das Kind mit Streptokokken infiziert ist, und verschreibt ein Antibiotikum

Kopfbereich

47

Mund (entzündete Mundwinkel, Ausschlag um den Mund)

Kopfbereich

Wie genau?	Diagnose	Was können Sie selbst tun?	Wann zum Arzt?	Was macht der Arzt?
Aufgeplatzte, entzündete Mundwinkel	Mundwinkelrhagaden	• Gegen Entzündung: Betupfen mit Kamillentee (S. 112), Eincremen mit zinkhaltigen Cremes • Homöopathie: Natrium muriaticum	Wenn die Risse nicht abheilen oder Pickelchen um die Stelle entstehen	Verschreibt desinfizierende bzw. antibiotische Creme
Rote Punkte, Eiterpickel sowie gelbliche Krusten im Mund-Nasen-Bereich, die sich evtl. ausgebreitet haben	Bakterielle Hautinfektion (Staphylodermie) im Mundbereich	• Homöopathie: Sulfur	Beim Verdacht auf bakterielle Entzündung	Verschreibt desinfizierende oder antibiotische Creme oder wenn nötig antibiotischen Saft
Kleine wässrige Bläschen auf und im Bereich der Lippen sowie am Naseneingang	Herpesbläschen	• Gegen Viren: Bläschen mit Contravir® betupfen. • Homöopathie: Rhus toxicodendron	Bei Verdacht auf Lippenherpes	Verschreibt antivirale Creme
Ekzemartige Rötung um die Lippen, oftmals durch Zungenlecken oder Schnuller verursacht	Leckekzem	• Fetthaltige Heilsalben (z. B. Linola®, Bepanthen®) auftragen, wenn möglich Kind von Schnuller entwöhnen • Homöopathie: Sulfur	Wenn sich Ekzem nicht nach einigen Tagen bessert oder schlimmer wird	Verschreibt evtl. eine antientzündliche Creme oder Salbe

Mund (Zungenbiss, sonstige Entzündungen im Mundraum)

Wie genau?	Diagnose	Was können Sie selbst tun?	Wann zum Arzt?	Was macht der Arzt?
Gerötete geschwollene Stelle am Zungenrand durch Sturz, Krampfanfall, Zahnfehlstellung	**Zungenbiss**	• Mundspülungen mit Kamillentee (S. 112). • **Homöopathie:** Aconitum, Arnica	Wenn das Kind häufiger ohne Unfall Zungenbisse aufweist	Überprüft, ob eine Zahnfehlstellung oder eine Epilepsie vorliegen
Gerötete Zunge mit roten Pickelchen	**Zungenentzündung**	• Gegen Entzündung: Kamillentee zu trinken geben und Mundspülungen damit machen (S. 112) • **Homöopathie:** Belladonna	Wenn sich die Symptome nicht bessern	Verschreibt schmerzlindernde Medikamente
Schwellung, Rötung und Schmerzen an der Innenseite der Wange in Höhe des Oberkiefers	**Speicheldrusenentzündung**	• Saure Getränke reichen • Saure Drops zu essen geben und Kaugummi kauen lassen, um den Fluss der Speicheldrüsen zu aktivieren	Wenn sich die Symptome nicht bessern	Überprüft per Ultraschall und Blutbild, ob eine Entzündung vorliegt oder Steine im Speicheldrüsengang liegen
Weißliche, fest haftende Beläge auf Zunge, Mund- und Wangenschleimhaut (meist bei Babys)	**Mundsoor**	• **Homöopathie:** Borax	Wenn sich weiße Beläge im Mund gebildet haben	Verschreibt ein Anti-Pilz-Gel

Kopfbereich

Ohren (Ohrenschmerzen, Schwerhörigkeit)

Kopfbereich

Wie genau?	Diagnose	Was können Sie selbst tun?	Wann zum Arzt?	Was macht der Arzt?
Ohrenschmerzen, Rötung im Gehörgang, oft im Rahmen einer Erkältung oder mit Eiterpickel	**Entzündung des äußeren Gehörganges**	• Bei Ohrenschmerzen während Erkältung: Zwiebelwickel (S. 121) • **Homöopathie:** Ferrum phosphoricum	Wenn Kind unter Ohrenschmerzen leidet	Schließt Mittelohrentzündung aus und verschreibt abschwellende Nasentropfen bzw. antibiotische Tropfen
Ohrenschmerzen, oft mit Fieber und Schnupfen	**Mittelohrentzündung**	• Bei Ohrenschmerzen: Zwiebelwickel (S. 121) • **Homöopathie:** Belladonna bei stark pochenden Ohrenschmerzen, rotem Ohr, das Kind schwitzt; Aconitum bei plötzlichem Fieberanstieg und trockener, heißer Haut, Kind war kaltem Wind ausgesetzt	Wenn das Kind unter Ohrenschmerzen leidet	Verschreibt abschwellende Nasentropfen, Schleimlöser evtl. Antibiotikum
Druckgefühl, Taubheitsgefühl auf dem Ohr	**Ohrenschmalz oder Fremdkörper im Gehörgang**	• Fremdkörper nie selbst entfernen, da die Gefahr groß ist, ihn noch weiter nach hinten zu schieben • Um Ohrenschmalz zu entfernen, Kind eine Weile mit dem betreffenden Ohr in der Badewanne in warmes Wasser eintauchen lassen	Wenn sich ein Fremdkörper im Ohr befindet bzw. wenn sich Ohrenschmalz nicht löst	Entfernt den Fremdkörper mit einer Zange, das Ohrschmalz mittels Spülung
Das Baby schreit, fasst sich ans Ohr, fiebert, hat häufig Schnupfen	**Ohrenschmerzen beim Baby**	• Ergänzend zu den Medikamenten des Arztes: **Homöopathie:** Belladonna bei Fieber, rotem Kopf, Schwitzen; Aconitum bei plötzlichem Fieberanstieg, mit heißer, trockener Haut	Immer wenn ein Baby Ohrenschmerzen hat	Überprüft, ob eine Mittelohrentzündung vorliegt, verschreibt ein Nasenspray, evtl. Antibiotikum

50

Ohren (Ohrenschmerzen, Schwerhörigkeit)

Wie genau?	Diagnose	Was können Sie selbst tun?	Wann zum Arzt?	Was macht der Arzt?
Ohrenschmerzen, vermindertes Hörvermögen (Kind fragt häufig zweimal nach oder reagiert nicht auf Ansprache)	**Unterdruck im Ohr durch Schnupfen**	• Kopfdampfbad (S. 120) • Evtl. Peleusball zum Druckausgleich (unbedingt mit Arzt absprechen)	Wenn das Kind schlechter hört	Überprüft das Hörvermögen und verschreibt bei Unterdruck abschwellende Nasentropfen
Das Kind hat mehr als 5 bis 6 Mittelohrentzündungen pro Jahr, vermindertes Hörvermögen	**Vergrößerte Gaumen- oder Rachenmandeln**	• Behandlung der Mittelohrentzündungen: siehe oben • **Homöopathie:** Calcarea iodata	Wenn Kind häufiger an Mittelohrentzündungen leidet; beim Verdacht, dass es schlecht hört	Beurteilt, ob die Mandeln vergrößert sind und operativ entfernt werden müssen, evtl. Paukenröhrchen
Das Kind hört in Folge eines Infekts schlecht	**Erguss hinter dem Trommelfell nach Infekt**	• Kopfdampfbad (S. 120) • Evtl. Peleusball zum Druckausgleich (siehe oben)	Wenn das Kind schlecht hört	Überprüft, ob ein Erguss hinter dem Trommelfell besteht, verschreibt abschwellende Medikamente
Ohrenschmerzen mit Schwellung vor dem Ohr, Fieber möglich	**Mumps**	• Gegen Schmerzen: Quarkwickel (S. 122) • **Homöopathie:** Apis, wenn die Wange stark anschwillt	Wenn das Kind Ohrenschmerzen hat	Überprüft, ob Kind Mumps hat, verschreibt schmerzlindernde Medikamente

Kopfbereich

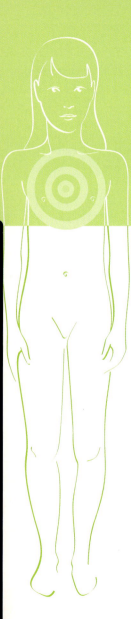

Brustbereich/Atemwege

Erkrankungen der Atemwege gehören zu den alltäglichen Beschwerden im Kindesalter. Diese reichen vom Schnupfen bis zur Lungenentzündung. Das vorliegende Kapitel ist zweigeteilt: Eine Tabelle enthält Beschwerden rund um Nase und Nasennebenhöhlen, eine andere Erkrankungen im Bereich von Luftröhre, Kehlkopf, Bronchien und Lunge.

Nase

Erkrankungen im Nasenraum können äußerst lästig sein, so zum Beispiel im Falle eines **Säuglingsschnupfens.** Ist die Nasenatmung bei einem Baby stark behindert, bekommt es während des Trinkens schlecht Luft und hat große Schwierigkeiten, an der Brust oder Flasche zu saugen. Auch Kinder, die eine **ständig verstopfte Nase** haben, sind in ihrem Allgemeinbefinden stark beeinträchtigt. Außerdem atmen sie häufig mit geöffnetem Mund – der Rachen trocknet aus und es kommt schneller zu Entzündungen. Die Ursache dafür sind oftmals vergrößerte Rachenmandeln (Polypen) oder auch eine **Allergie**, so zum Beispiel auf Hausstaubmilben. Ein harmloser Schnupfen lässt sich gut mit homöopathischen Medikamenten oder Hausmitteln kurieren. Wird der Schnupfen eitrig oder kommen starke Kopfschmerzen hinzu, sollten Sie den Arzt aufsuchen, um eine **Nasennebenhöhlenentzündung** auszuschließen, vor allem bei älteren Kindern. Auch **Nasenbluten** kann sich manchmal dramatisch darstellen. Die Ursache ist meist eine gereizte Nasenschleimhaut auf Grund trockener Luft oder Schnupfen mit häufigem Schnäuzen. Wenn Ihr Kind zu Nasenbluten neigt, sollte seine Blutgerinnung beim Kinderarzt überprüft werden. Außerdem kann der Hals-Nasen-Ohren-Arzt leicht blutende Venen in der Nase veröden.

Luftröhre/Kehlkopf/ Bronchien/Lunge

Im Laufe einer Erkältung kommt es oftmals zu mehr oder weniger starkem Husten. Wenn es sich um einen harmlosen **Virusinfekt** handelt und das Kind kein empfindliches Bronchialsystem besitzt, bessert sich der Husten meistens innerhalb weniger Tage. Unterstützend wirken dabei homöopathische Medikamente oder bewährte Hausmittel wie schleimlösende Hustentees oder warme Brustwickel. Eine **Entzündung der Kehlkopfschleimhaut** geht einher mit trockenem Husten und Heiserkeit. Insbesondere bei Kleinkindern kann es bei stark angeschwollener Schleimhaut zu einem hörbaren Ziehen während der Einatmung kommen, was als **Pseudokrupp** bezeichnet wird. Heißer Wasserdampf und kühle feuchte Luft lindern meistens die Symptome. Ausgelöst durch Infekte, aber auch durch Allergene wie Baum- und Gräserpollen, Tierhaare, Hausstaubmilben oder Nahrungsmittel erkranken manche Kinder an einer **spastischen (obstruktiven) Bronchitis**, die in **Asthma** übergehen kann. Die Kinder haben Probleme beim Ausatmen. Mitunter ist dabei ein Pfeifen zu hören. Wenn ein Kind aus heiterem Himmel zu husten beginnt, muss man auch daran denken, dass es ein Spielzeug, eine Nuss oder dergleichen eingeatmet haben könnte (**Fremdkörperaspiration**). In diesem Fall muss der Notarzt verständigt werden. Generell gilt als Faustregel, dass ein Husten nicht länger als eine Woche andauern sollte. Eine Krankheit, die im Kindesalter häufig auftritt, und die einen länger andauernden Husten mit sich bringt, ist der **Keuchhusten**. Die Erkrankung verläuft in drei Stadien, beginnend mit unspezifischen Erkältungssymptomen. Erst nach ein bis zwei Wochen leiden die Kinder an krampfhaftem Husten, der mit Erbrechen einhergehen kann. Die Anfälle treten vor allem nachts auf und können recht beängstigend sein.

In diesem Kapitel

Nase	54
Verstopfte Nase	54
Schnupfen	54
Nasenbluten	54
Fremdkörper	55
Luftröhre, Kehlkopf, Bronchien, Lunge	56
Bakterielle und virale Infekte	56
Asthma bronchiale	57
Aspiration eines Fremdkörpers	57

Nase (verstopfte Nase, Schnupfen, Nasenbluten)

Wie genau?	Diagnose	Was können Sie selbst tun?	Wann zum Arzt?	Was macht der Arzt?
Wässriger bis gelblicher Schnupfen im Rahmen einer Erkältung	Virusinfekt mit Erkältung	• Ansteigendes Fußbad (S. 120), Holunderblütentee (S. 112), Zwiebelsocken (S. 120), Kopfdampfbad (S. 120), angeschnittene frische Zwiebel am Bett • **Homöopathie:** Allium cepa bei wässrigem Schnupfen; Pulsatilla bei mildem Schnupfen mit dickem gelblichen Schleim und Besserung an der frischen Luft; Dulcamara bei Erkältung nach Durchnässung	Wenn zusätzlich Fieber, Kopf- oder Ohrenschmerzen auftreten	Verschreibt abschwellende Nasentropfen (wichtig bei Babys) und Schleimlöser
Wässriger Schnupfen mit Jucken von Nase und Augen nach Kontakt mit Allergen (Pollen, Tierhaare)	Allergische Rhinitis	• Ausreichend Trinken und Allergen meiden • Bei einer Pollenallergie das Kind die meiste Zeit im Haus verbringen lassen • Bei Tierhaarallergie den Kontakt zum Tier meiden • Bei einer Allergie auf Hausstaubmilben (S. 41) • **Homöopathie:** Ferrum phosphoricum; Calcium phosphoricum bei Sandgefühl in den Augen; Allium cepa (siehe oben)	Bei Verdacht auf eine Allergie	Verschreibt antiallergische Nasentropfen, evtl. Hyposensibilisierung
Nasenbluten	Trockene, gereizte Schleimhäute (nach Schnupfen oder in trockenen Räumen)	• Vorbeugend: auf Luftfeuchtigkeit achten, Nase mit Heilsalbe (Bepanthen®, oder Linola Fett®) eincremen oder Nasenöl (z. B. Coldastop®) verwenden • Bei akutem Nasenbluten: Kopf nach vorne beugen, kalten Waschlappen in Nacken, Nase mit Fingern zusammenpressen • **Homöopathie:** Phosphorus bei hellrotem Blut	Wenn das Kind häufiger Nasenbluten hat, um andere Ursachen auszuschließen	Verödet die Gefäße in der Nase und überprüft, ob eine Gerinnungsstörung vorliegt
Schniefende Atmung bei Babys, Nase durch trockenes Sekret verstopft	Behinderte Nasenatmung bei Babys durch zu kleine Nasenwege und trockene Luft	• Auf Luftfeuchtigkeit achten, Nase mit Kochsalz- oder Meersalzspray befeuchten • **Homöopathie:** Sambucus nigra bei Stockschnupfen mit häufigem Schniefen	Wenn das Baby aufgrund verstopfter Nase nicht ausreichend trinkt	Verschreibt abschwellende Nasentropfen

Brustbereich/Atemwege

Nase (verstopfte Nase, Schnupfen, Fremdkörper)

Wie genau?	Diagnose	Was können Sie selbst tun?	Wann zum Arzt?	Was macht der Arzt?
Verstopfte Nase ohne Schnupfen (ganzjährig bei Milbenallergie oder Kontakt mit Allergen)	**Behinderte Nasenatmung durch Allergie**	• Vorbeugend: keine Kuscheltiere im Bett, kein Teppich im Kinderzimmer, keine dicken Vorhänge als Staubfänger • **Homöopathie:** Luffa	Wenn das Kind dauernd unter verstopfter Nase leidet (siehe unten)	Diagnostiziert eine Allergie und verordnet antiallergische Medikamente
Verstopfte Nase ohne Schnupfen ganzjährig, Schnarchen, offen stehender Mund	**Behinderte Nasenatmung durch Adenoide (Polypen)**	• **Homöopathie:** Calcarea iodata	Wenn das Kind dauernd unter verstopfter Nase leidet (siehe oben)	HNO-Arzt stellt vergrößerte Rachenmandel fest, evtl. operative Entfernung
Nur ein Nasenloch verstopft, Geräusch beim Atmen nach Spielen mit Kleinteilen	**Fremdkörper in der Nase**	Fremdkörper nicht selbst entfernen	Bei Verdacht auf Fremdkörper in der Nase	Entfernt Fremdkörper mit spezieller Zange
Schnupfen mit Kopfschmerzen im Stirnbereich (Verschlimmerung beim Nachvornebeugen), Fieber möglich (S. 28)	**Nasennebenhöhlenentzündung**	• Allgemein: Kind viel trinken lassen • Kopfdampfbad (S. 120), Senfmehlfußbad (S. 121) • **Homöopathie:** Kalium bichromicum bei zähem gelbem fadenziehendem Schnupfen und punktförmigem Schmerz; Luffa bei stark behinderter Nasenatmung	Bei Verdacht auf Nebenhöhlenentzündung (siehe links)	Sichert Diagnose und verschreibt Schleimlöser, evtl. auch Antibiotikum

Brustbereich/Atemwege

55

Luftröhre, Kehlkopf, Bronchien, Lunge (bakterielle und virale Infekte)

Brustbereich/ Atemwege

Wie genau?	Diagnose	Was können Sie selbst tun?	Wann zum Arzt?	Was macht der Arzt?
Zu Beginn trockener Husten, später schleimig, oft nach oder mit Schnupfen	**Erkältung**	• Ansteigendes Fußbad (S. 120), Holunderblütentee (S. 112), Zwiebelsocken (S. 120), Zwiebelsaft (S. 119), Vitamin-C-reiche Ernährung • **Homöopathie:** Ferrum phosphoricum bei den ersten Anzeichen der Erkältung; Bryonia bei quälendem trockenem Reizhusten; Dulcamara bei Erkältung nach Durchnässung; Pulsatilla bei trockenem Husten, besser im Freien, kein Durst	Wenn andere Symptome wie Fieber oder Ohrenschmerzen hinzukommen	Verschreibt Hustenblocker, bei Bedarf Schleimlöser
Staccatoartiger Husten, teilweise salvenartige Hustenanfälle, evtl. mit Einblutungen in die Augen	**Keuchhusten**	• Allgemein: Luft feucht halten, Wasserkocher halb gefüllt im Zimmer mit geöffnetem Deckel auskochen lassen (Kind beaufsichtigen!) • Gegen den Husten: Keuchhustentee (S. 119), Brustwickel (S. 122 f.), Zwiebelsaft (S. 119) • **Homöopathie:** Drosera (Hauptmittel bei Keuchhusten); Ipecacuanha wenn das Kind beim Husten würgt und erbricht	Bei jedem Verdacht auf Keuchhusten – bei Babys können Atempausen auftreten!	Sichert Diagnose durch Abstrich und Blutbild und verschreibt evtl. ein Antibiotikum sowie Inhalationen
Trockener Husten, Heiserkeit	**Kehlkopfentzündung**	• Kopfdampfbad (S. 120), Hustentee (S. 118 f.), Zwiebelsocken (S. 120), Zwiebelsaft (S. 119) • **Homöopathie:** Spongia	Wenn Kind beim Einatmen hörbar zieht (siehe unten)	Verschreibt Inhalationen mit schleimhautabschwellenden Substanzen
Bellender Husten und hörbares Ziehen bei der Einatmung, teilweise mit Luftnot	**Pseudokrupp**	• Ruhe bewahren, damit sich das Kind nicht beunruhigt – jede Aufregung verschlimmert die Atemnot • Für feuchte Luft sorgen (im Badezimmer heißes Wasser laufen lassen) • **Homöopathie:** Spongia und Aconitum (wenn das Kind in Panik gerät und die Symptome plötzlich auftreten)	Wenn bei der Einatmung ein Ziehen hörbar ist, bei Atemnot Notarzt verständigen	Inhalation mit schleimhautabschwellenden Substanzen, Cortison

Luftröhre, Kehlkopf, Bronchien, Lunge (Asthma bronchiale, Fremdkörperaspiration)

Wie genau?	Diagnose	Was können Sie selbst tun?	Wann zum Arzt?	Was macht der Arzt?
Husten mit Pfeifen bei der Ausatmung, häufig bei Säuglingen in Folge einer Erkältung	Obstruktive Bronchitis	• Brustwickel (S. 122 f.) und Rettichhustensaft (S. 119) ab Kleinkindalter, Hustentee (S. 118 f.), Zwiebelsaft (S. 119) • **Homöopathie:** Bryonia bei trockenem bellenden schmerzhaftem Husten; Antimonium tartaricum, wenn viel zäher Schleim vorhanden ist, der schlecht abzuhusten ist	Wenn Kind beim Ausatmen pfeift, giemt und brummt; bei akuter Atemnot Notarzt rufen	Verschreibt Inhalationen mit bronchialerweiternden Substanzen sowie Cortison
Husten mit Schleim (oft gelb), der sich schlecht löst, evtl. Fieber, Babys oft kurzatmig, teils mit Atemnot	Asthma bronchiale	• Allgemein: Kind mit erhöhtem Oberkörper schlafen lassen, ältere Kinder „Kutschersitz" einnehmen lassen (im Sitzen Hände auf den Knien aufstützen) • Bei Husten: schleimlösende Hustentees (S. 118 f.) • **Homöopathie:** siehe Behandlung von obstruktiver Bronchitis	Wenn Kind erstmals an Asthma leidet sowie bei starker Atemnot	Verschreibt Inhalationen mit bronchialerweiternden Substanzen und Cortison, evtl. Hyposensibilisierung bei Allergie
Pfeifen bei der Ausatmung, teilweise mit Atemnot	Bronchitis, Lungenentzündung	• Hustentee (S. 118 f.), Brustwickel (S. 122 f.) und Rettichsaft (S. 119) ab Kleinkindalter, Zwiebelsaft (S. 119) • **Homöopathie:** Antimonium tartaricum bei reichlich Schleim, der kaum abgehustet werden kann, Kind ist bläulich im Gesicht; Ammonium carbonicum bei viel lockerem Schleim	Wenn Kind länger als eine Woche hustet oder zusätzlich fiebert	Stellt durch Abhören fest, ob die Lunge befallen ist, verschreibt schleimlösende Medikamente sowie Antibiotikum
Plötzlich auftretender Husten mit Atemnot, nachdem das Kind mit Kleinteilen oder Nüssen gespielt hat	Aspiration (Einatmen eines Fremdkörpers)	• Fremdkörper nicht selbst entfernen! • Bei starker Atemnot oder Atemstillstand das Kind beatmen, bis Notarzt kommt	Bei Verdacht auf Aspiration den Notarzt rufen; wenn Kind Atemnot bekommt	In Klinik wird Fremdkörper unter Narkose entfernt

Brustbereich/Atemwege

57

Bauch/Unterleib

In diesem Kapitel geht es um Beschwerden im Bereich des Magen-Darm- und des Urogenitaltrakts. Dazu zählen die Ausscheidungsorgane Nieren und Blase sowie die Geschlechtsorgane. Damit Sie schneller zur richtigen Krankheit finden, ist dieser Abschnitt nach Symptomen gegliedert, die Ihr Kind vermutlich äußern wird, zum Beispiel Bauchschmerzen.

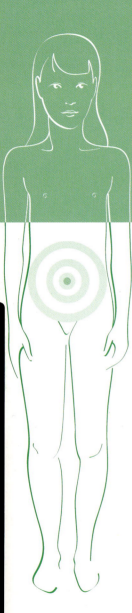

Bauchschmerzen

Kinder klagen sehr häufig über Bauchschmerzen. Der Bauch stellt, insbesondere für Kleinkinder, etwas überaus Wichtiges und Zentrales dar, sodass sie auch bei Erkrankungen, die sich nicht im Bauch abspielen, über Bauchschmerzen klagen. Umgekehrt sind Bauchschmerzen ein Signal dafür, dass Kinder sich unwohl fühlen oder unglücklich sind. Dies darf jedoch nicht dazu führen, auf eine gründliche ärztliche Untersuchung zu verzichten. Akute starke Bauchschmerzen sollten unbedingt sofort ärztlich abgeklärt werden, da eine ernste Erkrankung wie zum Beispiel eine **Blinddarmentzündung** dahinterstecken kann.

Durchfall/Erbrechen

Kinder und insbesondere Säuglinge erkranken in der Regel öfter als Erwachsene an **Magen-Darm-Infekten**, da ihre Darmflora sowie ihr Immunsystem noch nicht voll ausgereift sind. Allerdings handelt es sich dabei meist um harmlose Infekte, die nur wenige Tage dauern. Homöopathika sowie bewährte Hausmittel reichen meistens aus, damit das Kind rasch wieder gesund wird. Kritisch wird es erst, wenn das Kind durch Durchfall oder Erbrechen zu viel Flüssigkeit sowie Salze verliert. Dies gilt in besonderem Maße für Säuglinge, deren Flüssigkeitshaushalt noch keine großen Toleranzbreiten aufweist. Außerdem verweigern Babys oft das Trinken, wodurch sich ihr Zustand schnell zuspitzt und lebensbedrohlich wird. Deshalb sollten Sie mit einem Kind, das öfter oder über längere Zeit erbricht, beziehungsweise an Durchfall leidet, einen Arzt aufzusuchen, um sicher zu gehen, dass kein Flüssigkeitsmangel vorliegt. Auch wenn Durchfall oder Erbrechen über einen längeren Zeitraum bestehen, ist ein Arztbesuch wichtig, um eine **Nahrungsmittelallergie** auszuschließen.

Verstopfung

Die Verdauungsgewohnheiten von Kindern sind sehr unterschiedlich – manche haben täglich Stuhlgang, andere nur jeden dritten Tag. Wichtig ist, dass sich das Kind wohlfühlt und nicht über Bauchschmerzen klagt. Hat ein Kind allerdings harten Stuhl und Probleme bei der Entleerung, so handelt es sich um eine Verstopfung. Bei größeren Kindern ist die Hauptursache dafür Bewegungsmangel und eine ballaststoffarme, zuckerreiche Ernährung mit zu wenig Flüssigkeitsaufnahme. Bei Säuglingen kann eine plötzliche Verstopfung auch ein Hinweis darauf sein, dass sie mehr Nahrung benötigen.

Niere/Blase/Genitalien

Brennen beim Wasserlassen oder Blut im Urin können ein Hinweis auf eine **Blasen- oder Nierenerkrankung** sein, eine plötzliche Vorwölbung im Leisten- oder Genitalbereich deutet auf einen Bruch (zum Beispiel einen **Leistenbruch**) hin. In beiden Fällen kann das Kind auch über Bauchschmerzen klagen. Ungefähr 20 Prozent der Fünfjährigen sind nachts noch nicht trocken. In den allermeisten Fällen handelt es sich bei dem Phänomen um eine Reifeverzögerung. Daneben gibt es Kinder, die bereits nachts trocken waren und in Folge eines bestimmten Ereignisses, zum Beispiel der Geburt eines Geschwisterchens erneut einnässen. In beiden Fällen ist eine ärztliche Abklärung sinnvoll, eine Therapie aber nicht immer nötig.

In diesem Kapitel

Bauchschmerzen	**60**
Seelische Ursachen	60
Körperliche Ursachen	60
Erbrechen	**64**
Seelische Ursachen	64
Körperliche Ursachen	65
Verstopfung	**66**
Seelische Ursachen	66
Körperliche Ursachen	66
Durchfall	**68**
Seelische Ursachen	68
Körperliche Ursachen	68
Niere, Blase, Genitalien	**71**
Harnwegsinfekte	71
Autoimmunerkrankung	71
Sonstige Entzündungen	71
Einnässen	72
Hodenprobleme	73
Diabetes Typ 1	73

Bauchschmerzen (seelische und körperliche Ursachen)

Wie genau?	Diagnose	Was können Sie selbst tun?	Wann zum Arzt?	Was macht der Arzt?
Bauchschmerzen vor neuen Ereignissen, Klassenarbeiten; Probleme mit anderen Kindern	**Seelische Ursachen**	• Herausfinden, was das Kind bedrücken könnte • Gegen Schmerzen: Wärmflasche, Bauchwehtee (S. 116 f.), Bauchwickel (S. 123) • **Homöopathie:** Chamomilla bei unleidlichen Kindern, die nicht wissen, was sie wollen; Ignatia bei Beschwerden durch Kummer; Natrium muriaticum bei sehr verschlossenen Kindern, die Angst in der Magengrube spüren	Wenn die Bauchschmerzen immer wieder kommen	Schließt organische Ursachen für Bauchschmerzen aus
Bauchschmerzen mit Übelkeit, Erbrechen, Durchfall, evtl. Fieber	**Magen-Darm-Infekt oder Lebensmittelvergiftung**	• Gegen Durchfall: (S. 68 f.) • Gegen Erbrechen: (S. 64) • Gegen Bauchschmerzen: Wärmflasche, Bauchwehtee (S. 116 f.), Bauchwickel (S. 123) • **Homöopathie:** siehe oben	Wenn sich die Bauchschmerzen nicht bessern	Schließt andere Ursachen für Bauchschmerzen aus
Schmerzen im rechten Unterbauch, evtl. Fieber	**Blinddarmentzündung**	Keine eigene Behandlung möglich	Wenn das Kind über Schmerzen im Unterbauch klagt	Untersucht, ob eine Blinddarmentzündung vorliegt, evtl. operative Entfernung
Seltener als jeden 2. Tag Stuhlgang (außer bei gestillten Babys); harter Stuhl	**Verstopfung (S. 66 f.)**	• Vorbeugend: darauf achten, dass sich das Kind regelmäßig bewegt und ausreichend trinkt, wenig Süßigkeiten, viel Obst und Vollkornprodukte geben • Bei Babys: der Flaschenmilch Milchzucker zugeben, unter die Beikost Sonnenblumenöl mischen. • **Homöopathie:** Opium	Wenn das Kind in Folge von Verstopfung starke Bauchschmerzen hat	Schließt andere Ursachen aus, verschreibt stuhlaufweichende Zäpfchen sowie Medikamente für die Darmflora

Bauch/Unterleib

Bauchschmerzen (körperliche Ursachen)

Wie genau?	Diagnose	Was können Sie selbst tun?	Wann zum Arzt?	Was macht der Arzt?
Bauchschmerzen im Unterbauch, Brennen beim Wasserlassen, bei Babys und Kleinkindern oft nur Fieber oder Bauchschmerzen	**Blasenentzündung (S. 71)**	• Vorbeugend: darauf achten, dass das Kind warme Füße hat und möglichst viel trinkt • Gegen Schmerzen: Blasentee (S. 117 f.), Wärmflasche, Bauchwickel (S. 123) • **Homöopathie:** Cantharis	Wenn das Kind über Brennen beim Wasserlassen und Bauchschmerzen klagt	Untersucht den Urin auf Bakterien, verschreibt evtl. ein Antibiotikum
Anhaltende Bauchschmerzen, Juckreiz am After, evtl. Durchfall oder Verstopfung, Würmer im Stuhl	**Wurmbefall**	• Allgemein: auf Hygiene achten wegen Ansteckungsgefahr (Fingernägel kurz schneiden, Desinfizieren der Toilette nach Benutzung, Händewaschen mit Seife, Kochen von Leibwäsche und Handtüchern, Haustiere regelmäßig entwurmen) • **Homöopathie:** Spigelia oder Konstitutionsmittel (bei wiederkehrendem Wurmbefall)	Bei Verdacht auf Wurmbefall	Sichert Diagnose, verschreibt Medikamente für Darmflora und gegen Würmer
Bauchschmerzen, Durchfall, Erbrechen, evtl. Ausschlag (S. 83)	**Nahrungsmittelunverträglichkeit**	Keine eigene Behandlung möglich • Nach Austestung das entsprechende Nahrungsmittel meiden	Bei Verdacht auf Nahrungsmittelallergie	Anhand eines Blut- oder Hauttests stellt er fest, ob eine Allergie vorliegt
Starke anfallsartige Bauchschmerzen mit Blut in der Windel (meist in den ersten zwei Lebensjahren), evtl. Erbrechen	**Invagination (Stülpung eines Darmabschnitts in einen anderen)**	Keine eigene Therapie möglich	Bei Verdacht auf Invagination (siehe links)	Sichert Diagnose durch Ultraschall oder Röntgen; evtl. Operation

Bauch/Unterleib

61

Bauchschmerzen (körperliche Ursachen)

Wie genau?	Diagnose	Was können Sie selbst tun?	Wann zum Arzt?	Was macht der Arzt?
Immer wiederkehrende Bauchschmerzen im Oberbauch, teilweise mit Übelkeit, Erbrechen	Magenschleimhautentzündung (bei Kindern meist durch das Bakterium Helicobacter pylori)	• Vorbeugend: Meiden von konzentrierten Fruchtsäften, täglich einen Apfel essen, Dinkelprodukte bevorzugen, Joghurt mit Joghurtkulturen geben • Bei Schmerzen: Magen-Darm-Tee (S. 116), Wärmflasche	Wenn Kind über Schmerzen im Oberbauch klagt	Stellt mittels Stuhlprobe fest, ob ein Gastritis-Keim vorhanden ist, evtl. Magenspiegelung und antibiotische Behandlung
Immer wiederkehrende Bauchschmerzen mit Durchfall, Gewichtsabnahme, Aphthen im Mund, Blut im Stuhl	Morbus Crohn oder Colitis ulcerosa (S. 33)	Keine eigene Behandlung möglich • Allgemein: Ernährung nach speziellem Diätplan	Bei Verdacht auf eine entzündliche Darmerkrankung (siehe links)	Stellt mittels Blutbild und Darmspiegelung fest, ob eine chronische Darmerkrankung vorliegt, Spezialambulanz
Immer wiederkehrende Bauchschmerzen mit Durchfall, Gewichtsabnahme, Blässe, Müdigkeit	Zöliakie (Glutenunverträglichkeit)	Keine eigene Behandlung möglich • Allgemein: Ernährung nach einem speziellen Diätplan ohne Getreide mit Eiweißkleber (glutenfrei)	Wenn das Kind immer wieder über Bauchweh klagt und Durchfälle hat	Stellt mittels Blutbild und Darmspiegelung fest, ob eine Glutenunverträglichkeit besteht
Bauchschmerzen mit übermäßigem Durst und Gewichtsabnahme	Diabetes (Typ 1)	Keine eigene Behandlung möglich • Allgemein: Ernährung nach Plan bzw. Insulinspritzenschema	Bei Verdacht auf Diabetes (siehe links)	Stellt mittels Blutbild und Urinbefund fest, ob Diabetes vorliegt, Spezialambulanz

Bauch/Unterleib

Bauchschmerzen (körperliche Ursachen)

Wie genau?	Diagnose	Was können Sie selbst tun?	Wann zum Arzt?	Was macht der Arzt?
Vorwölbung der Haut (evtl. mit Organinhalt) im Bereich von Leiste oder Nabel, insbesondere beim Pressen und Husten	**Leistenbruch oder Nabelbruch**	Keine eigene Behandlung möglich	Wenn Sie eine solche Vorwölbung bemerken	Ein Leisten- oder Nabelbruch, der nicht zurückzuschieben ist, muss sofort operiert werden, sonst mit Planung
Bauchschmerzen mit Blut im Urin und Einblutungen in der Haut von Beinen und Füßen (S. 71)	**Purpura Schönlein-Hennoch**	Keine eigene Behandlung möglich	Wenn das Kind Einblutungen aufweist (siehe links)	Sichert Diagnose, verordnet Cortison-Behandlung
Bauchschmerzen mit Durchfall, evtl. Gelbfärbung der Haut und Bindehaut im Auge (nach Auslandsaufenthalt)	**Hepatitis A**	Keine eigene Behandlung möglich	Wenn Haut oder Augen gelblich verfärbt sind	Sichert Diagnose mittels Blutbild, evtl. Infusion
Unruhiges, schreiendes Baby; Anziehen der Beinchen, meist in den Abendstunden	**Säuglingskoliken**	• Vorbeugend: als stillende Mutter blähende Nahrungsmittel meiden • Allgemein: Baby bäuchlings auf dem Unterarm halten, Bauchmassagen im Uhrzeigersinn • **Homöopathie:** Chamomilla, wenn das Kind sich durch nichts beruhigen lässt; Lycopodium, wenn die Bauchschmerzen immer zwischen 16 und 20 Uhr auftreten	Wenn sich die Koliken nicht bessern	Schließt andere Ursachen aus, verschreibt Entblähungstropfen sowie Medikamente für die Darmflora

Bauch/Unterleib

Erbrechen (seelische und körperliche Ursachen)

Wie genau?	Diagnose	Was können Sie selbst tun?	Wann zum Arzt?	Was macht der Arzt?
Erbrechen, Durchfall, Bauchschmerzen, evtl. Fieber, auch nach Genuss verdorbener Speisen	**Magen-Darm-Infekt und Lebensmittelvergiftung**	• Bei Durchfall: (S. 68 f.) • Bei Bauchschmerzen: (S. 60 ff.) • Bei Erbrechen: Magen-Darm-Tee (S. 116) schluckweise trinken, Vermeiden von Obst, fetten Speisen und Milchprodukten; Wärmflasche • **Homöopathie:** Nux vomica (mit Bauchkrämpfen); Ipecacuanha: ständiges Erbrechen ohne Besserung der Übelkeit	Wenn das Erbrechen nicht innerhalb weniger Stunden aufhört oder wenn das Kind zusätzlich hoch fiebert	Überprüft, ob das Kind zu viel Flüssigkeit verloren hat, verschreibt Darmbakterien, Elektrolyte, evtl. eine Infusion
Erbrechen vor seelisch aufwühlenden Ereignissen wie Schularbeiten, Reiseantritt	**Seelische Ursachen**	• Trinken von Pfefferminztee (gesüßt) in kleinen Portionen (S. 113) • Allgemein: autogenes Training oder Yoga • **Homöopathie:** Kalium phosphoricum	Bei häufigem Erbrechen	Schließt andere Ursachen für das Erbrechen aus
Übelkeit und Erbrechen auf Reisen (mit Auto, Schiff, Flugzeug oder Bahn)	**Reiseübelkeit**	• Vorbeugend: vor Antritt der Reise eine Kleinigkeit essen lassen, während der Reise trockene Kekse, Ingwerbonbons oder Pfefferminzkaugummi geben • Allgemein: für frische Luft im Auto sorgen, regelmäßige Pausen einlegen • **Homöopathie:** Cocculus	Wenn diese Maßnahmen nicht ausreichen	Verschreibt brechreizhemmende Medikamente
Erbrechen, Durchfall, Bauchschmerzen, Ausschlag nach Genuss bestimmter Nahrungsmittel	**Nahrungsmittelunverträglichkeit bzw. Allergie**	Keine eigene Behandlung möglich • Vorbeugend: Vermeiden des entsprechenden Nahrungsmittels	Bei Verdacht auf Nahrungsmittelunverträglichkeit	Stellt durch Haut- oder Bluttest fest, ob eine Allergie vorliegt

Bauch/Unterleib

64

Erbrechen (körperliche Ursachen)

Wie genau?	Diagnose	Was können Sie selbst tun?	Wann zum Arzt?	Was macht der Arzt?
Bei Babys in den ersten Wochen nach der Geburt Erbrechen im Schwall, ständig hungrig, Gewichtsabnahme	**Magen-Pförtner-Krampf (Pylorusstenose = Verengung des Magenausgangsmuskels)**	Keine eigene Behandlung möglich	Wenn das Baby im Schwall erbricht	Untersucht per Ultraschall, ob eine Pylorusstenose besteht, evtl. Operation
Ständiges Spucken nach dem Trinken bei Säuglingen, teilweise mit Schmerzen	**Reflux (Zurückfließen von Mageninhalt in die Speiseröhre)**	• Vorbeugend: Baby mit erhöhtem Oberkörper lagern, evtl. Nahrung andicken (vorher mit Kinderarzt absprechen) • **Homöopathie:** Cuprum	Wenn das Baby ständig spuckt und dabei Schmerzen hat	Überprüft per Ultraschall, ob ein Reflux besteht, evtl. Messung des Säuregrades und Behandlung mit Medikamenten
Morgens immer wieder Nüchternerbrechen ohne Fieber, Kopfschmerzen, evtl. Gewichtsabnahme	**Gehirntumor**	Keine eigene Behandlung möglich	Wenn das Kind ohne ersichtlichen Grund immer wieder morgens erbricht	Führt neurologische Untersuchungen durch, um Hirntumor auszuschließen
Übelkeit, evtl. Erbrechen, chronische Schmerzen im Oberbauch, Appetitlosigkeit	**Gastritis (bei Kindern meist durch Bakterium Helicobacter pylori verursacht)**	• Magen-Darm-Tee (S. 116) • Unterstützend: keine konzentrierten Fruchtsäfte geben, täglich einen Apfel essen, Dinkelprodukte bevorzugen, Joghurt mit Joghurtkulturen zu essen geben	Wenn das Kind über Oberbauchschmerzen klagt	Weist den Keim mittels Stuhluntersuchung nach, evtl. Antibiotika und Magenspiegelung

Verstopfung (seelische und körperliche Ursachen)

Wie genau?	Diagnose	Was können Sie selbst tun?	Wann zum Arzt?	Was macht der Arzt?
Regelmäßig Verstopfung aus Angst vor bestimmten Ereignissen; bei Problemen in der Familie oder im Umfeld	Seelische Ursachen	• Versuchen, Kummer des Kindes zu ergründen • Dafür sorgen, dass es regelmäßig zur Toilette geht und sich dafür ausreichend Zeit nimmt • Stress abbauen durch mehr Ruhephasen und weniger Freizeitverpflichtungen • **Homöopathie:** Opium bei Verstopfung ohne Stuhldrang; Lycopodium, wenn zusätzlich starke Blähungen auftreten	Wenn sich die Probleme nicht bessern	Bietet gezielte psychologische Hilfe an, verschreibt stuhlaufweichende Zäpfchen
Chronische Verstopfung durch ballaststoffarmes Essen, viele Süßigkeiten, wenig Trinken	Fehlernährung	• Vorbeugend: auf ballaststoffreiche Ernährung mit Vollkornprodukten, frischem Obst und Gemüse achten, Leinsamen, eingelegtes Trockenobst, Sauermilchprodukte • Ausreichend trinken lassen • Bei Babys: Milchzucker in die Flasche oder Sonnenblumenöl zur Beikost mengen • **Homöopathie:** siehe oben	Wenn sich die Verstopfung nicht bessert	Schließt andere Ursachen für die Verstopfung aus, verschreibt stuhlaufweichende Zäpfchen
Chronische Verstopfung durch zu wenig Bewegung	Bewegungsmangel	• Kinder nachmittags draußen herumtoben oder einen Sportverein besuchen lassen • Gemeinsame Aktivitäten mit den Kindern wie Radfahren, Wandern etc. unternehmen • **Homöopathie:** siehe oben	Wenn sich die Verstopfung nicht bessert	Schließt andere Ursachen für die Verstopfung aus, verschreibt stuhlaufweichende Zäpfchen
Über mehrere Monate Wechsel zwischen Durchfall und Verstopfung, Bauchschmerzen (S. 60 ff.)	Reizdarmsyndrom	• Vorbeugend: auf regelmäßige Mahlzeiten in Ruhe achten, täglich einen Apfel essen sowie Joghurt mit Joghurtkulturen	Wenn sich die Symptome nicht bessern	Schließt andere Ursachen aus und verschreibt Darmbakterien zur Stabilisierung der Darmflora

Verstopfung (körperliche Ursachen)

Wie genau?	Diagnose	Was können Sie selbst tun?	Wann zum Arzt?	Was macht der Arzt?
Verstopfung und Durchfall im Wechsel, evtl. Bauchschmerzen, Juckreiz am After, Würmer im Stuhl	**Wurmbefall** (S. 61)	• Allgemein: auf Hygiene achten, um ein Ausbreiten des Wurmbefalls zu verhindern (kurze Fingernägel, nach dem Toilettengang Toilette desinfizieren, Hände mit Seife waschen) • **Homöopathie:** Spigelia bzw. Konstitutionsmittel bei wiederholtem Wurmbefall	Bei Verdacht auf Wurmbefall	Überprüft, ob das Kind Würmer hat, verschreibt ein Medikament
Verstopfung, Durchfall, Bauchschmerzen oder Ausschlag nach Genuss bestimmter Nahrungsmittel	**Nahrungsmittelallergie bzw. -unverträglichkeit**	Keine eigene Behandlung möglich • Vorbeugend: die entsprechenden Nahrungsmittel meiden	Bei Verdacht auf Nahrungsmittelunverträglichkeit	Sichert Diagnose durch Haut- oder Bluttest
Verstopfung, starke Bauchschmerzen, bretthartter, aufgetriebener Bauch, kalter Schweiß, Kind apathisch	**Darmverschluss**	Keine eigene Behandlung möglich	Beim Verdacht auf Darmverschluss	Sichert Diagnose durch Ultraschall oder Röntgen
Verstopfung, Müdigkeit, Frieren, Gewichtszunahme, trockene Haut	**Schilddrüsenunterfunktion** (S. 32)	Keine eigene Behandlung möglich	Bei Verdacht auf Schilddrüsenfehlfunktion (siehe links)	Sichert Diagnose, verschreibt Medikamente

Bauch/Unterleib

Durchfall (seelische und körperliche Ursachen)

Wie genau?	Diagnose	Was können Sie selbst tun?	Wann zum Arzt?	Was macht der Arzt?
Wechsel von Durchfall und Verstopfung, Bauchschmerzen häufig durch Stress oder Aufregung	**Reizdarm-Syndrom**	• Für geregelte Essenszeiten und Essen in Ruhe sorgen • Darmbakterien (vom Arzt verschrieben) zur Unterstützung der Darmflora verabreichen • Dem Kind wenig Süßigkeiten und keine konzentrierten Fruchtsäfte geben • Viele Sauermilchprodukte, möglichst Dinkelmehlbrot, wenig Weizenmehlprodukte essen lassen	Wenn das Kind häufig Stuhlunregelmäßigkeiten aufweist	Schließt andere Ursachen aus und verschreibt Darmbakterien
Blutige Durchfälle, meist Fieber (S. 27)	**Bakterieller Magen-Darm-Infekt**	• Magen-Darm-Tee (S. 116), Elektrolyttrunk (S. 118), Karottensuppe (S. 117) • **Homöopathie:** Arsenicum album bei wässrigem Durchfall; Aloe bei schleimigen Durchfällen mit Blähungen und Bauchschmerzen	Bei Verdacht auf bakteriellen Magen-Darm-Infekt (siehe links)	Stellt durch Stuhlprobe und Blutbild fest, ob ein bakterieller Infekt vorliegt, evtl. Antibiose
Durchfall und Erbrechen nach Essen infizierter Nahrung (z. B. Eis, Mayonnaise)	**Lebensmittelvergiftung (z. B. Salmonellen)**	• Magen-Darm-Tee (S. 116), Elektrolyttrunk (S. 118), Karottensuppe (S. 117) • **Homöopathie:** Okoubaka	Wenn sich der Durchfall nicht innerhalb von einem Tag bessert	Überprüft durch Stuhlprobe und Blutbild, welche Infektion vorliegt, evtl. Darmbakterien, Elektrolyte und Infusion
Durchfall, Erbrechen (S. 64), Bauchschmerzen (S. 60 ff.), evtl. Fieber	**Viraler Magen-Darm-Infekt**	• Magen-Darm-Tee (S. 116), Elektrolyttrunk (S. 118), Karottensuppe (S. 117) • **Homöopathie:** Arsenicum album bei wässrigem Durchfall; Aloe bei schleimigen Durchfällen mit Blähungen und Bauchschmerzen	Wenn das Kind mehrmals täglich Durchfälle hat oder wenig trinkt	Überprüft, ob das Kind an Flüssigkeitsmangel leidet, evtl. Infusion in Klinik, Darmbakterien, Elektrolyte

Bauch/Unterleib

Durchfall (körperliche Ursachen)

Wie genau?	Diagnose	Was können Sie selbst tun?	Wann zum Arzt?	Was macht der Arzt?
Bauchschmerzen im rechten Unterbauch, evtl. Durchfall und Erbrechen	**Blinddarmentzündung (S. 60)**	Keine eigene Behandlung möglich	Wenn das Kind über Bauchschmerzen im Unterbauch klagt	Überprüft, ob eine Blinddarmentzündung vorliegt, evtl. Operation
Kind ist nervös, nimmt an Gewicht ab, hat Durchfall, schwitzt leicht	**Schilddrüsenüberfunktion (S. 33)**	Keine eigene Behandlung möglich	Beim Verdacht auf Schilddrüsenfehlfunktion (siehe links)	Stellt anhand des Blutbilds fest, ob eine Schilddrüsenüberfunktion vorliegt, verschreibt evtl. Medikamente
Bauchschmerzen, Durchfall, Gelbfärbung der Haut und Bindehaut im Auge, oft nach Auslandsaufenthalt	**Hepatitis A**	Keine eigene Behandlung möglich	Beim Verdacht auf Hepatitis (siehe links)	Stellt anhand eines Blutbilds fest, ob das Kind an Hepatitis A leidet, evtl. Infusionstherapie
Wiederholt Durchfall, Bauchschmerzen, Gewichtsabnahme, evtl. Aphthen im Mund, Blutbeimengungen im Stuhl	**Morbus Crohn oder Colitis ulcerosa**	Keine eigene Behandlung möglich • Allgemein: Ernährung nach Diätplan	Beim Verdacht auf entzündliche Darmerkrankung	Sichert Diagnose mittels Blutbild und Darmspiegelung, Spezialambulanz

Bauch/Unterleib

Durchfall (körperliche Ursachen)

Wie genau?	Diagnose	Was können Sie selbst tun?	Wann zum Arzt?	Was macht der Arzt?
Chronische Durchfälle, Bauchschmerzen, Blässe, Gewichtsabnahme, Müdigkeit	**Glutenunverträglichkeit (Zöliakie)**	Keine eigene Behandlung möglich • Allgemein: glutenfreie Ernährung nach speziellem Diätplan	Beim Verdacht auf Nahrungsmittelunverträglichkeit	Sichert Diagnose durch Blutbild und Darmspiegelung
Durchfall nach Genuss von Milchprodukten (vor allem Milch)	**Lactoseunverträglichkeit (Mangel an milchspaltendem Enzym: Lactase)**	• Vorbeugend: Ernährung mit lactosefreien Produkten oder Meiden von Milch und Milchprodukten	Wenn Kind nach Genuss von Milch Durchfall oder Blähungen bekommt	Mittels Atemtest weist er Lactasemangel nach
Durchfall, Erbrechen, Bauchschmerzen, evtl. Ausschlag	**Nahrungsmittelunverträglichkeit bzw. -allergie**	• Meiden der entsprechenden Nahrungsmittel	Bei Verdacht auf Nahrungsmittelunverträglichkeit	Sichert Diagnose durch spezielle Tests
Durchfall in Folge antibiotischer Behandlung	**Fehlbesiedlung der Darmflora nach Antibiotika**	• Täglich Apfel essen lassen • Produkte aus Dinkelmehl und Naturjoghurts mit Joghurtkulturen zu essen geben • Konzentrierte Fruchtsäfte meiden	Wenn sich die Symptome nicht innerhalb weniger Tage bessern	Schließt andere Ursachen für den Durchfall aus, verschreibt Medikamente zum Aufbau der Darmflora

Bauch/Unterleib

Niere, Blase, Genitalien (Harnwegsinfekte, Autoimmunerkrankung, sonstige Entzündungen)

Wie genau?	Diagnose	Was können Sie selbst tun?	Wann zum Arzt?	Was macht der Arzt?
Brennen beim Wasserlassen, Bauchschmerzen, Rückenschmerzen, Fieber, plötzliches Einnässen, evtl. Blut im Urin	Harnwegsinfektion	• Vorbeugend: darauf achten, dass das Kind warme Füße hat und viel trinkt, z. B. Blasentee (S. 117) • Bauchwickel (S. 123). • **Homöopathie:** Cantharis	Wenn das Kind über Brennen beim Wasserlassen klagt, evtl. mit Bauchschmerzen	Sichert Diagnose und verschreibt Antibiotikum
Zustand nach Streptokokkeninfektion (Angina, Scharlach) mit Blut im Urin, evtl. Fieber	Nierenentzündung nach Streptokokkeninfektion, z. B. Scharlach	Keine eigene Behandlung möglich	Wenn das Kind Blut im Urin hat	Sichert Diagnose mittels Urin- oder Blutuntersuchung, evtl. Antibiose
Blutige Durchfälle, sehr wenig Urin, sehr schlechter Allgemeinzustand	Hämolytisch-urämisches Syndrom (Schädigung der Nierengefäße durch E.-coli-Bakterien)	Keine eigene Behandlung möglich	Wenn das Kind blutige Durchfälle hat	Sichert Diagnose durch Stuhluntersuchung, Infusionsbehandlung mit harntreibenden Medikamenten
Schwellung der Augenlider (v.a. morgens) und des Fußrückens, wenig Urinabgang, Gewichtszunahme	Nephrotisches-Syndrom (Autoimmunerkrankung der Niere)	Keine eigene Behandlung möglich	Bei Verdacht auf nephrotisches Syndrom (siehe links)	Sichert Diagnose mittels Urin- und Blutuntersuchung, Cortison und immununterdrückende Medikamente

Niere, Blase, Genitalien (Entzündungen, Einnässen)

Wie genau?	Diagnose	Was können Sie selbst tun?	Wann zum Arzt?	Was macht der Arzt?
Blut im Urin, Einblutungen in der Haut an Beinen oder Füßen, Bauchschmerzen (S. 63)	**Purpura Schönlein-Hennoch**	Keine eigene Behandlung möglich	Bei Verdacht auf Purpura Schönlein-Hennoch (siehe links)	Sichert Diagnose mittels Urin- und Blutuntersuchung, leitet Cortison-Behandlung ein
Nächtliches Einnässen nach dem 5. Lebensjahr, evtl. auch tagsüber	**Einnässen (in der Regel Reifungsstörung des Blasen-Gehirn-Regelkreises)**	• Erstellung eines Plans, auf dem das Kind eine Sonne aufmalt, wenn das Bett trocken ist • Tagsüber Blasentraining mit regelmäßigem Gang auf die Toilette und Anhalten des Urins während des Wasserlassens • Abends Einmassieren der Steißbeinregion mit warmem Lavendelöl (10 %). • **Homöopathie:** Konstitutionsmittel suchen	Wenn das Kind nach vollendetem 5. Lebensjahr noch einnässt	Schließt organische Ursachen aus, evtl. Klingelhose, psychologische Unterstützung
Gerötete und brennende Eichel bzw. Vorhaut, evtl. mit Austritt von weißlicher Flüssigkeit	**Entzündung der Eichel oder Vorhaut**	• Sitzbad mit Kamillentee (S. 112) • **Homöopathie:** Sulfur	Wenn die Eichel entzündet ist sowie bei Ausfluss	Verschreibt desinfizierende Lösung für Sitzbad sowie antibiotische Creme
Rötung und Brennen der Scheide	**Entzündung der Scheide**	• Sitzbad mit Kamillentee (S. 112) • **Homöopathie:** Sulfur	Bei Verdacht auf Scheidenentzündung	Verschreibt desinfizierende Lösung für Sitzbad sowie antibiotische Creme

Niere, Blase, Genitalien (Hodenprobleme, Diabetes)

Wie genau?	Diagnose	Was können Sie selbst tun?	Wann zum Arzt?	Was macht der Arzt?
Ein oder beide Hoden nach dem 2. Lebensjahr im Hodensack nicht tastbar	**Hodenhochstand**	Keine eigene Behandlung möglich	Wenn die Hoden im Hodensack nicht zu tasten sind	Überprüft per Ultraschall, wo sich die Hoden befinden, evtl. hormonelle oder operative Therapie
Hoden gerötet, geschwollen, plötzlich starke Schmerzen	**Hodentorsion (Verdrehung des Hodenstils)**	Keine eigene Behandlung möglich	Unbedingt den Notarzt rufen, wenn das Kind solche Symptome zeigt	Der Hoden muss sofort operiert werden, andernfalls stirbt Gewebe durch die Abschnürung der Blutgefäße ab
Schwellung des Hodensacks oder der Schamlippen, evtl. schmerzhaft, rötlich oder bläulich verfärbt	**Bruch in Hodensack oder Schamlippen**	Keine eigene Behandlung möglich	Bei jeder auffälligen Schwellung der Genitalien mit starken Schmerzen den Notarzt rufen	Wenn Organe eingeklemmt sind, sofortige Operation notwendig, sonst nach Planung
Starker Durst, Gewichtsabnahme, evtl. Bauchschmerzen, Abgeschlagenheit	**Diabetes (Typ 1)**	Keine eigene Behandlung möglich • Allgemein: besondere Diät und Insulinbehandlung	Bei Verdacht auf Diabetes (siehe links)	Sichert Diagnose durch Urin- oder Blutuntersuchung

Bauch/Unterleib

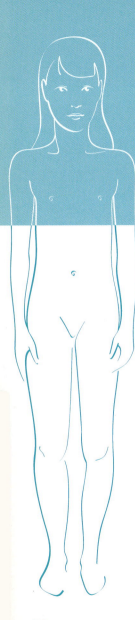

Bewegungsapparat

In diesem Kapitel finden Sie Erkrankungen des Bewegungsapparates, die im Kindesalter häufig vorkommen. Typische Symptome sind Bein- und Gelenkschmerzen, Hinken oder Beschwerden beim Laufen. Die folgenden Seiten enthalten Tipps und Hinweise, wie Sie harmlose von ernsteren Erkrankungen unterscheiden und was Sie selbst tun können.

Bein- und Muskelschmerzen

Kinder klagen häufig über Beinschmerzen, insbesondere abends, wenn sie müde sind. Diese sind oftmals völlig harmlos und verschwinden meist nach einer Massage mit einem entspannenden Öl. Typisch ist auch **Muskelkater** nach Überanstrengung oder nach ungewöhnlicher körperlicher Belastung. Auch in diesem Fall hilft eine Massage mit einem angewärmten Öl.

Virusinfektionen der Muskeln

Manche Viren, die eigentlich Auslöser für eine Halsentzündung sind, können in den Muskeln ebenfalls eine Entzündung verursachen, die zu Schmerzen in Armen und Beinen führt. Auch diese Beschwerden klingen in aller Regel nach einigen Tagen von selbst ab. Wenn nicht, sollten Sie einen Kinder- oder Facharzt aufsuchen. Unterstützend helfen kalte Retterspitzwickel.

Gelenkschmerzen

Im Anschluss an manche Infekte wie zum Beispiel Magen-Darm-Infekte kann es zu Gelenkschmerzen kommen – vor allem im Hüftgelenk. Man spricht allgemein von einem **Hüftschnupfen.**

Rheuma/Borreliose

Erst wenn Gelenkschmerzen immer wieder auftreten und mit Schwellungen und Rötungen der Gelenke einhergehen, muss an eine ernstere Erkrankung wie **Rheuma** gedacht werden. Ebenso hellhörig sollten Sie bei Gelenkbeschwerden nach einem Zeckenbiss sein. **Borreliose** kann im späteren Stadium mit Gelenkschmerzen einhergehen.

Entzündung des Hüftkopfes

Vorsicht ist geboten, wenn ein Kind längere Zeit hinkt. Dies deutet auf eine **Entzündung des Hüftkopfes** hin, die sich lediglich durch dieses Symptom bemerkbar macht. Der Arzt stellt die Diagnose per Ultraschall- und/oder Röntgenuntersuchung. In diesem Fall muss das Gelenk sofort mit einer speziellen Fußstütze entlastet werden. Wenn der Arzt dies befürwortet, kann das Kind während der Schonung krankengymnastisch behandelt werden, damit die Hüfte beweglich bleibt.

Bakterielle Gelenkentzündung

Ein geschwollenes, schmerzhaftes Gelenk, das gleichzeitig mit Fieber einhergeht, weist auf eine **bakterielle Entzündung** hin, die umgehend antibiotisch behandelt werden muss.

Hüftgelenksdysplasie

Manche Babys kommen mit einer unvollständig ausgereiften Hüftpfanne auf die Welt, was zur Instabilität des Hüftgelenks führt. Um bleibende Hüftfehlstellungen zu vermeiden, führt der Kinderarzt im Rahmen der ersten Vorsorgeuntersuchungen eine Sonographie der Hüfte durch. Im Falle einer Fehlbildung beziehungsweise einer Reifestörung muss das Baby entweder breit gewickelt werden, oder es bekommt eine Spreizhose verschrieben, die es einige Wochen tragen muss. In der Regel reift das Hüftgelenk unter dieser Behandlung problemlos nach. In weniger schwerwiegenden Fällen hilft es, das Baby häufig mit gespreizten Beinen zu lagern, zum Beispiel durch das regelmäßige Tragen auf der Hüfte oder im Tragetuch.

In diesem Kapitel

Gelenkschmerzen	76
Entzündliche Gelenkerkrankungen	76
Muskelschmerzen	77
Muskelkater	77
Muskelentzündung	77
Hinken	77
Schädigung des Hüftkopfes	77
Hüftgelenksfehlbildung	77

Bewegungsapparat

Gelenkschmerzen (entzündliche Gelenkerkrankungen)

Wie genau?	Diagnose	Was können Sie selbst tun?	Wann zum Arzt?	Was macht der Arzt?
Knie- oder Hüftschmerzen während oder einige Wochen nach Virusinfekt (z. B. Magen-Darm-Infekt)	**Gelenkentzündung nach Virusinfekt**	• Kalter Retterspitzwickel (S. 124) • **Homöopathie:** Aconitum bei roter, glänzender Schwellung der Gelenke mit plötzlichem Beginn; Eupatorium perfoliatum bei Knochen- und Muskelschmerzen mit Zerschlagenheitsgefühl	Wenn die Gelenke gerötet, heiß oder geschwollen sind und keine Besserung eintritt	Stellt fest, ob sich Flüssigkeit in den Gelenken befindet, verschreibt entzündungshemmende Medikamente
Wiederholte Schmerzen in Gelenken (z. B. Knie, Schulter, Finger, Kiefer); Gelenke sind gerötet, heiß und geschwollen	**Rheuma**	• Bei akut geschwollenen schmerzenden Gelenken: kalter Retterspitzwickel (S. 124) • Bei chronisch schmerzenden Gelenken: Massage mit angewärmtem Massageöl • **Homöopathie:** bei akuten Beschwerden Aconitum; bei chronischen Beschwerden Konstitutionsmittel geben (keine Selbstbehandlung)	Wenn das Kind schmerzende, geschwollene Gelenke hat	Sichert Diagnose durch Blutentnahme und Ultraschall, evtl. Spezialambulanz
Gelenkschmerzen Wochen bis Monate nach einem Zeckenbiss	**Gelenkentzündung nach Zeckenbiss (Borreliose oder FSME-Erkrankung)**	• Unterstützend: kalter Retterspitzwickel (S. 124)	Wenn das Kind Gelenkschmerzen in Folge eines Zeckenbisses hat	Stellt anhand einer Blutuntersuchung fest, ob die Entzündung von einem Zeckenbiss herrührt, evtl. Antibiose
Schmerzhaft geschwollenes, heißes und gerötetes Gelenk, evtl. Fieber	**Bakterielle Gelenk- oder Knochenentzündung**	• Unterstützend: kalter Retterspitzwickel (S. 124)	Bei Verdacht auf Gelenk- oder Knochenentzündung (siehe links)	Stellt durch Blut- und Kernspinuntersuchung fest, ob eine bakterielle Entzündung vorliegt, Antibiose

Bewegungsapparat

Hinken, Muskelschmerzen

Wie genau?	Diagnose	Was können Sie selbst tun?	Wann zum Arzt?	Was macht der Arzt?
Hinken, Schmerzen in Hüft- oder Kniegelenk; das Bein kann in der Hüfte nicht abgespreizt werden	**Morbus Perthes oder Epiphysiolysis capitis femoris (Schädigung des Hüftkopfkerns)**	Keine eigene Behandlung möglich	Bei Schmerzen im Knie- oder Hüftgelenk mit Hinken	Sichert Diagnose per Ultraschall oder Röntgen, Entlastung der Hüfte
Das Baby kann sein Bein in der Hüfte nicht nach außen abspreizen	**Angeborene Hüftgelenksfehlbildung (Hüftgelenksdysplasie)**	• Falls notwendig, regelmäßiges Tragen einer Spreizhose	Im Rahmen der kinderärztlichen Vorsorge sollte jede kindliche Hüfte geschallt werden	Stellt per Ultraschall fest, ob eine Reifungsverzögerung des Pfannendachs besteht
Muskelschmerzen nach starker körperlicher Anstrengung	**Muskelkater**	• Massage mit angewärmtem Massageöl • **Homöopathie:** Rhus toxicodendron, Ruta	Wenn sich die Schmerzen in den nächsten Tagen nicht bessern	Schließt andere Ursachen für Muskelschmerzen aus
Muskelschmerzen durch virale Muskelentzündung, evtl. mit Halsschmerzen	**Muskelentzündung durch Viren**	• Wenn Wärme bessert: Massage mit angewärmtem Massageöl • Wenn Kälte bessert: kalter Retterspitzwickel (S. 124)	Wenn sich die Schmerzen in den nächsten Tagen nicht bessern oder wenn das Kind zusätzlich hoch fiebert	Schließt andere Ursachen für Muskelschmerzen aus

Bewegungsapparat

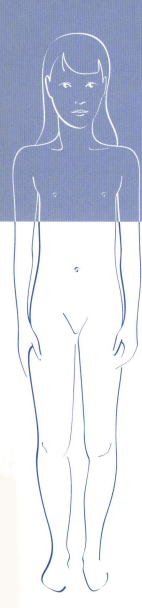

Haut

In diesem Kapitel finden Sie alle wichtigen Hauterkrankungen, die im Kindesalter gehäuft auftreten. Da diese mit Ausschlägen einhergehen, sind sie entsprechend gegliedert, und zwar nach Ausschlägen mit Fieber und nach Ausschlägen ohne Fieber. Erstere treten in der Regel im Rahmen einer Infektionskrankheit auf und sind somit ansteckend.

Kinder haben eine recht empfindliche Haut, daher reagieren sie schnell mit Reizungen und Rötungen. Insbesondere die zarte Babyhaut ist sehr anfällig für äußere Einflüsse wie kalte Luft im Gesicht oder Urin und Stuhl im Windelbereich. Neben den Ausschlägen im Rahmen von Kinderkrankheiten wie Masern, Scharlach, Röteln, Ringelröteln oder Windpocken treten gelegentlich auch im Zuge von Durchfallerkrankungen Hautausschläge auf. Eine weitere Ursache sind allergische Hautreaktionen nach Kontakt mit Tieren oder Kosmetika sowie nach Genuss bestimmter Nahrungsmittel wie Erdbeeren, Zitrusfrüchten und Tomaten oder auch von bestimmten Lebensmittelzusatzstoffen.

Ausschläge mit Fieber

Bei Ausschlägen mit Fieber handelt es sich meist um **Infektionskrankheiten**, die durch Viren oder Bakterien hervorgerufen werden. Das Aussehen des Ausschlags gibt erste Hinweise darauf, um welche Erkrankung es sich handeln könnte. Wichtig ist außerdem, an welcher Stelle der Ausschlag begonnen hat. Auch dies erleichtert die Diagnose. Ein weiteres Kriterium ist der Verlauf: Besteht Fieber zeitgleich mit dem Ausschlag oder tritt der Ausschlag erst nach Abklingen des Fiebers auf, wie dies beim Drei-Tage-Fieber der Fall ist.
Hautausschläge, die mit Fieber einhergehen, sind meist ansteckend. Dazu zählen klassische Kinderkrankheiten wie Masern, Röteln, Ringelröteln oder Windpocken. In einigen Fällen besteht sogar eine ernsthafte Gefahr für bestimmte Personengruppen, zum Beispiel für Schwangere bei Röteln. Daher sollten Sie immer zum Arzt gehen, wenn Ihr Kind einen Ausschlag entwickelt. Er kann Ihnen auch sagen, wie lange Ihr Kind ansteckend ist, wann es voraussichtlich wieder gesund sein wird und ob es bestimmte Medikamente einnehmen muss.

Ausschläge ohne Fieber

Vereinzelte rote Pickel, die jucken, rühren meist von **Mückenstichen** her. **Allergische Ausschläge** treten in der Regel zeitnah mit dem Kontakt des jeweiligen Allergens auf, wobei der Ausschlag sehr unterschiedlich aussehen kann. Manchmal bilden sich zahlreiche kleine rote Punkte, dann wieder Quaddeln, die aussehen, als hätte das Kind Brennnesseln berührt. Vereinzelte kreisförmige Hautrötungen mit schuppendem Rand weisen auf eine **Pilzinfektion** hin. Farblose oder verhornte bräunliche Hauterhebungen sind meistens **Warzen**. Bei rauen, teilweise nässenden Hautrötungen, die oftmals stark jucken, handelt es sich häufig um **Ekzeme**. Wenn diese immer wieder oder über einen längeren Zeitraum auftreten und besonders im Bereich von Arm- und Beinbeugen lokalisiert sind, bei Babys auch im Gesicht, kann eine Neurodermitis vorliegen. Dabei handelt es sich um eine chronisch-entzündliche Erkrankung der Haut, die häufig bereits im Säuglingsalter beginnt: 80 Prozent der Betroffenen erkranken im ersten Lebensjahr. Besonders belastend ist der starke, oft quälende Juckreiz, der vor allem nachts zum Problem wird. Eine kreisförmige Rötung (Wanderröte) nach Zeckenbiss ist ein Hinweis auf eine **Borreliose**, die sofort antibiotisch behandelt werden muss, um Spätschäden zu vermeiden. Gehen Sie deshalb mit Ihrem Kind auf jeden Fall zum Arzt, wenn Sie eine derartige Veränderung der Haut bemerken.

In diesem Kapitel

Ausschläge mit Fieber	**80**
Virusinfekte	80
Bakterielle Infekte	82
Impfreaktion	82
Ausschläge ohne Fieber	**83**
Allergie	83
Bakterielle Infekte	83
Ekzeme	83
Insektenstiche	83
Zeckenbiss	84
Pilzerkrankung	84
Entzündungen	84
Warzen	84

Ausschläge mit Fieber (Virusinfekte)

Wie genau?	Diagnose	Was können Sie selbst tun?	Wann zum Arzt?	Was macht der Arzt?
Kleine bis mittelgroße rote Flecken besonders am Rumpf nach Virusinfekt	**Virusinfekt (Infekt der oberen Luftwege, Durchfallerkrankung)**	Keine eigene Behandlung möglich	Bei Ausschlag zur Sicherheit	Untersucht, ob eine andere Erkrankung vorliegt
Rote juckende Punkte, die zu Bläschen werden und verschorfen; evtl. leichtes Fieber. IZ 2 bis 3 Wochen	**Windpocken**	• Bei Juckreiz: Betupfen der Hautstellen mit eintrocknenden Lotionen (vom Arzt) • Allgemein: nicht in pralle Sonne gehen, sonst entstehen braune Flecken; erst baden, wenn Pusteln verschorft sind • Kind isolieren, da es bis zum Abfallen der Krusten ansteckend ist • **Homöopathie:** Rhus toxicodendron	Bei Verdacht auf Windpocken (siehe links)	Schließt andere Erkrankungen aus, verschreibt juckreizstillende Lotionen oder Tropfen
Kind hatte bereits Windpocken, jetzt ähnliche Bläschen entlang einer Linie, häufig an der Taille, oft schmerzhaft	**Gürtelrose (Herpes Zoster)**	Siehe Windpocken	Bei Verdacht auf Gürtelrose (siehe links)	Bei starker Ausprägung verschreibt er virenhemmende und schmerzlindernde Medikamente
Geschwollene Nackenlymphknoten, kleinfleckiger Ausschlag hinter den Ohren beginnend, Fieber, IZ 1 bis 3 Wochen	**Röteln**	Keine eigene Behandlung möglich • Allgemein: unbedingt Kontakt mit Schwangeren meiden! • Kind möglichst isolieren, da es 1 Woche vor bis 1 Woche nach Ausschlag ansteckend ist	Bei Verdacht auf Röteln (siehe links)	Untersucht, ob es sich um Röteln handelt

IZ = Inkubationszeit

Ausschläge mit Fieber (Virusinfekte)

Wie genau?	Diagnose	Was können Sie selbst tun?	Wann zum Arzt?	Was macht der Arzt?
Hohes Fieber, Bindehautentzündung, großfleckiger Ausschlag hinter den Ohren, dann generalisiert, IZ 10 bis 12 Tage	**Masern**	• Allgemein: Bettruhe, Zimmer abdunkeln wegen Lichtempfindlichkeit • Kind möglichst isolieren, da es 3 Tage vor Ausbruch des Ausschlags bis zu dessen Verschwinden ansteckend ist	Bei Verdacht auf Masern (siehe links)	Sichert Diagnose und untersucht, ob zusätzlich ein bakterieller Infekt besteht
Rötung der Wangen, nach 1 bis 2 Tagen an Rumpf, Armen und Beinen mit Abblassung in der Mitte, IZ 4 bis 18 Tage	**Ringelröteln**	Keine eigene Behandlung möglich • Allgemein: Kontakt mit Schwangeren meiden! • Wenn Ausschlag an Rumpf, Armen und Beinen auftritt, ist das Kind nicht mehr ansteckend!	Bei Verdacht auf Ringelröteln (siehe links)	Sichert Diagnose
3 Tage hohes Fieber, dann Fieberabfall mit kleinfleckigem hellrotem Ausschlag am Rumpf, IZ 1 bis 3 Wochen	**Drei-Tage-Fieber (meist Kinder zwischen 6 Monaten und 2 Jahren)**	Keine eigene Behandlung möglich • Kind ist bei Auftreten des Ausschlags nicht mehr ansteckend	Bei Verdacht auf Drei-Tage-Fieber	Schließt andere Ursachen für Fieber aus
Halsschmerzen (weiße Beläge auf Mandeln, Fieber, Lymphknoten- und Drüsenschwellung v. a. am Hals, IZ 1 bis 2 Wochen	**Pfeiffer'sches Drüsenfieber**	• Allgemein: Schonen • Bei Halsschmerzen: Salbeitee (S. 113), Zitronen-Honig-Tee (Seite 119), Halswickel (S. 122 f.), Trinken von kühlen Getränken oder Lutschen von Eis • Wenn Kinder kein Fieber mehr haben, sind sie nicht mehr ansteckend • **Homöopathie:** Mercurius solubilis (weißliche Beläge, Mundgeruch, seitliche Zahneindrücke)	Bei lang andauerndem oder immer wiederkehrendem Fieber mit Halsschmerzen und Drüsenschwellung	Sichert Diagnose anhand Bluttest oder anhand des klinischen Befunds

IZ = Inkubationszeit

Haut

81

Ausschläge mit Fieber (virale und bakterielle Infekte)

Wie genau?	Diagnose	Was können Sie selbst tun?	Wann zum Arzt?	Was macht der Arzt?
Aphthen in Mund und Rachen, rote Flecken auf den Handflächen, evtl. Fieber, IZ 3 bis 6 Tage	**Hand-Mund-Fuß-Krankheit**	• Gegen Schmerzen: Mundspülungen mit Kamillentee (S. 112), Trinken kühler Getränke (keine konzentrierten Fruchtsäfte!) mit Strohhalm • **Homöopathie:** Borax • Im Falle einer antibiotischen Behandlung ist das Kind nach 48 Stunden nicht mehr ansteckend	Bei Halsschmerzen und Aphthen	Schließt andere Ursachen für Halsschmerzen aus
Halsschmerzen mit gerötetem Rachen, Fieber, kleinfleckiger hellroter Ausschlag in der Leiste beginnend, IZ 2 bis 4 Tage	**Scharlach (Streptokokken-Infekt)**	• Bei Halsweh: Salbeitee (S. 113), Zitronen-Honig-Tee (S. 119), Halswickel (S. 122 f.), Trinken von kühlen Getränken, Lutschen von Eis • **Homöopathie:** Belladonna bei plötzlich einsetzendem hohem Fieber mit stark gerötetem Rachen; Lachesis bei purpur gefärbten Mandeln und Beginn auf der linken Seite; Sulfur bei stechendem Schluckschmerz und starkem Hitzegefühl	Bei starken Halsschmerzen mit Fieber	Sichert Diagnose durch Rachenabstrich
Hohes Fieber, schlechter Allgemeinzustand, kleinste Einblutungen in der Haut	**Meningokokken-Erkrankung**	Keine eigene Behandlung möglich	Bei hohem Fieber und Hauteinblutungen unbedingt den Notarzt rufen	Im Krankenhaus erfolgt Antibiose über Infusion
Zustand nach Impfung: flüchtige rote Flecken oder Bläschen	**Ausschlag nach Masern-Mumps-Röteln- oder Windpockenimpfung**	Keine Behandlung notwendig, nicht ansteckend	Bei Ausschlag zur Sicherheit	Schließt andere Ursachen für den Ausschlag aus

IZ = Inkubationszeit

Ausschläge ohne Fieber (Allergie, bakterielle Infekte, Ekzeme, Insektenstiche)

Wie genau?	Diagnose	Was können Sie selbst tun?	Wann zum Arzt?	Was macht der Arzt?
Fein- bis mittelfleckiger Ausschlag oder Quaddeln nach Allergenkontakt, teils ohne erkennbare Ursache (S. 84)	**Allergischer Ausschlag oder Nesselsucht**	• Vorbeugend: das entsprechende Allergen meiden • **Homöopathie:** Urtica urens bei brennender, stark juckender Nesselsucht	Bei Ausschlag mit Schluckbeschwerden und Atemnot den Notarzt rufen	Sichert Diagnose, verschreibt antiallergische Medikamente
Eiterpickel, evtl. gelbliche nässende Krusten, die sich allmählich auf der Haut ausbreiten	**Eitriger Ausschlag bzw. Staphylodermie**	• Auf Hygiene achten: regelmäßiges Wechseln der Handtücher und Wäsche des Kindes • **Homöopathie:** Sulfur	Bei Eiterpickeln, die sich ausbreiten	Verschreibt Antibiotikum als Creme oder Saft
Trockene gerötete verkrustete, evtl. nässende Hautstellen, v.a. hinter den Ohren, an Hals- und Beugefalten	**Ekzeme bzw. Neurodermitis**	• Wichtig: gewissenhafte Hautpflege mit rückfettenden Cremes, Lotionen und Badezusätzen (in Rücksprache mit dem Arzt) • **Homöopathie:** Konstitutionsmittel (keine Selbstbehandlung)	Beim Auftreten von Ekzemen	Führt Allergietest durch und verschreibt Cremes oder Salben
Vereinzelte rote, mehr oder weniger stark angeschwollene Punkte	**Mücken-, Bienen- oder Wespenstiche, evtl. Zeckenbiss (siehe S. 84 oben)**	• Stiche mit juckreizlinderndem Gel (vom Arzt verschrieben) oder mit nassem kaltem Waschlappen kühlen • Küchenzwiebel anschneiden und Saft auf den Stich geben • Zecke vom Arzt entfernen lassen • **Homöopathie:** Apis	Wenn die Stiche ungewöhnlich stark anschwellen (allergische Reaktion)	Überprüft, ob eine Allergie besteht, evtl. Hyposensibilisierung

Haut

Ausschläge ohne Fieber (Zeckenbiss, Pilzerkrankung, Entzündungen)

Wie genau?	Diagnose	Was können Sie selbst tun?	Wann zum Arzt?	Was macht der Arzt?
Hautrötung, die sich kreisförmig ausbreitet und in der Mitte abblasst (in Folge eines Zeckenbisses)	**Ausschlag nach Zeckenbiss (Borreliose)**	• Wichtig: bei jedem Zeckenbiss, die Bissstelle 30 Tage lang auf Hautveränderungen hin beobachten	Bei Verdacht auf Zeckenbiss (siehe links)	Bei dringendem Verdacht auf Borreliose verschreibt er ein Antibiotikum und führt eine Blutuntersuchung durch
Runde Hautrötungen mit schuppigem Rand, am Kopf evtl. Haarausfall	**Pilzerkrankung**	Keine eigene Behandlung möglich	Bei Verdacht auf Pilzbefall (siehe links)	Sichert Diagnose und verschreibt Antipilzsalbe oder -saft
Gerötete, teils schuppende Haut um die Lippen herum, v. a. durch Lecken oder Schnuller	**Leckekzem um den Mund herum**	• Regelmäßige Pflege mit einer Heilcreme (z.B. Bepanthen® oder Linola Fett®) • Gegebenenfalls Kind Schnuller abgewöhnen	Wenn sich die Rötung ausbreitet oder nicht bessert	Verschreibt antientzündliche Creme
Rötungen im Windelbereich mit unscharfer, schuppender Begrenzung	**Windeldermatitis bei Babys**	• Allgemein: Windeln häufig wechseln, Baby immer wieder ohne Windel strampeln lassen, auf Feuchttücher verzichten, evtl. Windelmarke wechseln • Bei Pilzbefall: Antipilzsalbe (vom Arzt) dünn auftragen	Bei starker Rötung im Windelbereich und Verdacht auf Pilzbefall	Verschreibt Antipilzsalbe

Ausschläge ohne Fieber (Entzündungen, Warzen)

Wie genau?	Diagnose	Was können Sie selbst tun?	Wann zum Arzt?	Was macht der Arzt?
Bauchschmerzen, evtl. Blut im Urin, Einblutungen in die Haut an Beinen und Füßen	**Purpura Schönlein-Hennoch (S. 63)**	Keine eigene Behandlung möglich	Bei Hauteinblutungen	Sichert Diagnose und leitet Cortisonbehandlung ein
Hautfarbene Knötchen mit zentraler Vertiefung	**Dellwarzen**	• Wichtig: Kind nicht mit anderen Kindern zusammen baden lassen, da die Warzen ansteckend sind • Homöopathie: Konstitutionsmittel (keine Selbstbehandlung)	Bei Verdacht auf Dellwarzen bzw. wenn sich diese stark vermehren	Entfernt Warzen mit scharfem Löffel nach lokaler Betäubung
Schmerzhafte verhornte Stelle im Bereich der Fußsohle mit dunkler Verfärbung	**Dornwarze**	• Wichtig: Kind nicht mit anderen Kindern zusammen baden lassen, da die Warzen ansteckend sind • Homöopathie: Konstitutionsmittel (keine Selbstbehandlung)	Bei Verdacht auf Dornwarze (siehe links)	Verschreibt hornhautaufweichendes Pflaster sowie Antivirus-Warzentinktur, evtl. Kältespray
Verhornte Knötchen mit schwarzem Fleck in der Mitte, meist an Händen und Füßen	**Stielwarze**	• Wichtig: Kind nicht mit anderen Kindern zusammen baden lassen, da die Warzen ansteckend sind • Homöopathie: Thuja, Konstitutionsmittel (keine Selbstbehandlung)	Bei Verdacht auf Stielwarzen (siehe links)	Verschreibt hornhautaufweichendes Pflaster sowie Antivirus-Warzentinktur, evtl. Kältespray

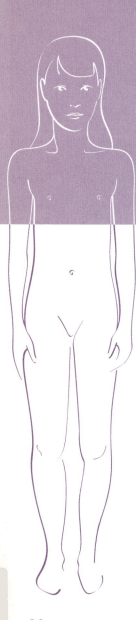

Notfälle

Das folgende Kapitel enthält Notfälle, die im Kindesalter vermehrt auftreten und ein schnelles Handeln erfordern. Sie finden wichtige Informationen zu Atemnot, Krämpfen, Kreislaufversagen, Schock, Ohnmacht sowie zu diversen Verletzungen wie Verstauchungen und Verrenkungen, Knochenbrüchen, Stürzen und Wunden aller Art.

Atemnot

Atemnot ist ein lebensbedrohliches Symptom, bei dem Sie umgehend reagieren müssen. Wenn ein Kleinkind nachts plötzlich mit bellendem Husten aufwacht und ein Ziehen beim Einatmen zu hören ist, handelt es sich vermutlich um einen **Pseudokrupp**. Ein Kind, das an **Asthma** leidet und nach Allergenkontakt schlecht Luft bekommt, braucht sofort seine Inhalationsmedikamente. Ein Kind, das nach einem Insektenstich einen quaddeligen Hautausschlag entwickelt, kaltschweißig wird und plötzlich nach Luft ringt, hat einen **allergischen Schock**. Ein kleines Kind, das scheinbar ohne Grund nach Luft ringt oder unvermittelt hustet, hat eventuell **einen kleinen Gegenstand eingeatmet**. Kinder, die in einen **Schock** geraten sind, sehr blass und kaltschweißig sind, können ebenfalls in einen Zustand akuter Atemnot geraten. In jedem Fall gilt, dass Sie umgehend den Notarzt alarmieren und das Kind bei zunehmender Atemnot oder bei Atemstillstand sofort selbst Mund zu Mund (bei Babys Mund zu Nase) beatmen müssen, bis der Notarzt eintrifft oder die Eigenatmung wieder einsetzt.

Kreislaufversagen/Schock/Ohnmacht

Zu den häufigsten Ursachen für kindliches **Kreislaufversagen** mit **Schock** und **Ohnmacht** zählen: psychische Belastungen wie großer Schreck oder Schock, eine allergische Reaktion, starke Hitze oder auch eine Infektion mit hohem Fieber. Kinder mit Schockanzeichen sind blass (bei Hitzschlag oder Sonnenstich haben sie einen roten Kopf), kaltschweißig, oft verwirrt und ängstlich.
Legen Sie das Kind flach auf den Boden und lagern Sie seine Beine hoch. Falls es ohnmächtig wird, müssen Sie es in die stabile Seitenlage bringen. Rufen Sie auf jeden Fall unverzüglich den Notarzt.

Krämpfe

Die gängigste Form kindlicher Krämpfe sind **Fieberkrämpfe**. Das Kind krampft wenige Minuten mit Armen und Beinen oder es liegt völlig schlaff da und ist kurzzeitig bewusstlos. Wenn Ihr Kind zu Fieberkrämpfen neigt, sollten Sie bei fieberhaften Infekten (ab 38,5 °C) nicht zögern, das Fieber zu senken. Außerdem wird Ihnen der Kinderarzt für den Notfall krampflösende Zäpfchen verordnen. Mit einem EEG kann er zudem feststellen, ob Ihr Kind an **Epilepsie** leidet.

Verletzungen

Kleinere Wunden gehören zum Alltag eines Kindes und bedürfen in der Regel keiner ärztlichen Behandlung. Bei Stürzen aus großer Höhe mit anschließendem Erbrechen oder Bewusstlosigkeit muss an eine **Gehirnerschütterung** gedacht werden. In diesem Fall muss das Kind unverzüglich zum Arzt oder in die Klinik. Wenn das Kind ein Körperteil nicht mehr bewegen kann oder wenn dieses stark anschwillt, sollte ein **Knochenbruch** ausgeschlossen werden. Bei **Biss-** und **Verbrennungs-** sowie **stark blutenden Wunden** sollte ebenfalls ein Arzt hinzugezogen werden, der die Verletzung fachgerecht versorgt. Kleinere Wunden können Sie selbst versorgen, indem Sie die verletzte Hautpartie mit einem Wunddesinfektionsspray einsprühen und die Wunde anschließend mit einem Pflaster vor Verschmutzung schützen.

In diesem Kapitel

Atemnot	88
Krämpfe	**90**
Fieberkrampf	90
Epilepsie	90
Sonstige Ursachen	91
Kreislaufversagen, Schock, Ohnmacht	**92**
Seelische Ursachen	92
Körperliche Ursachen	92
Stumpfe Verletzungen	**93**
Knochenbruch	93
Verstauchung	93
Verrenkung	93
Gehirnerschütterung	93
Wunden	**94**
Schürfwunde	94
Platzwunde	94
Bisswunde	94
Verbrennung, Verbrühung	94
Nasenbluten	95
Bluterguss	95
Stromverletzung	95
Quetschwunde	95

Atemnot

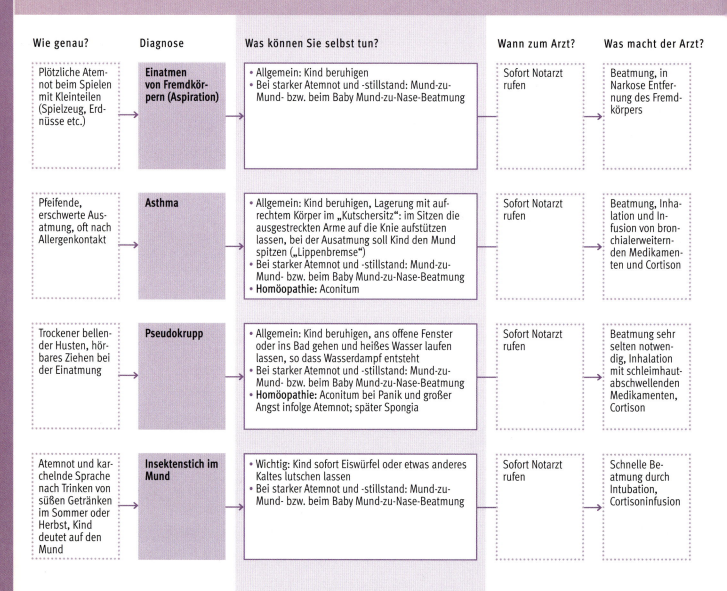

Wie genau?	Diagnose	Was können Sie selbst tun?	Wann zum Arzt?	Was macht der Arzt?
Plötzliche Atemnot beim Spielen mit Kleinteilen (Spielzeug, Erdnüsse etc.)	**Einatmen von Fremdkörpern (Aspiration)**	• Allgemein: Kind beruhigen • Bei starker Atemnot und -stillstand: Mund-zu-Mund- bzw. beim Baby Mund-zu-Nase-Beatmung	Sofort Notarzt rufen	Beatmung, in Narkose Entfernung des Fremdkörpers
Pfeifende, erschwerte Ausatmung, oft nach Allergenkontakt	**Asthma**	• Allgemein: Kind beruhigen, Lagerung mit aufrechtem Körper im „Kutschersitz": im Sitzen die ausgestreckten Arme auf die Knie aufstützen lassen, bei der Ausatmung soll Kind den Mund spitzen („Lippenbremse") • Bei starker Atemnot und -stillstand: Mund-zu-Mund- bzw. beim Baby Mund-zu-Nase-Beatmung • **Homöopathie:** Aconitum	Sofort Notarzt rufen	Beatmung, Inhalation und Infusion von bronchialerweiternden Medikamenten und Cortison
Trockener bellender Husten, hörbares Ziehen bei der Einatmung	**Pseudokrupp**	• Allgemein: Kind beruhigen, ans offene Fenster oder ins Bad gehen und heißes Wasser laufen lassen, so dass Wasserdampf entsteht • Bei starker Atemnot und -stillstand: Mund-zu-Mund- bzw. beim Baby Mund-zu-Nase-Beatmung • **Homöopathie:** Aconitum bei Panik und großer Angst infolge Atemnot; später Spongia	Sofort Notarzt rufen	Beatmung sehr selten notwendig, Inhalation mit schleimhautabschwellenden Medikamenten, Cortison
Atemnot und karchelnde Sprache nach Trinken von süßen Getränken im Sommer oder Herbst, Kind deutet auf den Mund	**Insektenstich im Mund**	• Wichtig: Kind sofort Eiswürfel oder etwas anderes Kaltes lutschen lassen • Bei starker Atemnot und -stillstand: Mund-zu-Mund- bzw. beim Baby Mund-zu-Nase-Beatmung	Sofort Notarzt rufen	Schnelle Beatmung durch Intubation, Cortisoninfusion

Atemnot

Wie genau?	Diagnose	Was können Sie selbst tun?	Wann zum Arzt?	Was macht der Arzt?
Ausschlag (meist Quaddeln), Schluckstörung, erschwerte Atmung, Blässe, Unruhe, Kaltschweiß an Händen, Ohnmacht	**Anaphylaktischer Schock (nach Insektenstich oder Kontakt mit Allergen)**	• Bei Unruhe, Blässe, Kaltschweißigkeit: Kind hinlegen und Beine hochlagern • Wenn vorhanden: antiallergische Tropfen verabreichen (z.B. Fenistil®) • Bei starker Atemnot und -stillstand: Mund-zu-Mund- bzw. beim Baby Mund-zu-Nase-Beatmung	Sofort Notarzt rufen	Infusion mit antiallergischen Medikamenten, Cortison, evtl. Beatmung
Hechelnde Atmung nach Aufregung, Blässe, evtl. Ohnmacht	**Hyperventilation (psychisch)**	• Allgemein: Kind beruhigen und zu langsamer Atmung bewegen; in die hohle Hand atmen lassen, damit zu viel ausgeatmetes Kohlendioxyd wieder eingeatmet wird • Bei Atemstillstand: Mund-zu-Mund- bzw. beim Baby Mund-zu-Nase-Beatmung	Notarzt rufen, wenn die Symptome sich nicht nach wenigen Minuten bessern	Spritzt evtl. ein Beruhigungsmittel
Reste von Gift an Mund und Händen, Übelkeit und Erbrechen, wirres Verhalten, Verfärbung der Haut, Husten, Fieber	**Vergiftung**	Keine eigene Behandlung ohne Rücksprache mit dem Arzt	Giftnotrufzentrale anrufen	Arzt oder Giftnotruf geben entsprechende Handlungsanweisungen
Blässe, Unruhe, Verwirrtheit, kalte schwitzige Hände, dann Ohnmacht, evtl. Atemstillstand	**Schock**	• Allgemein: Kind beruhigen, mit erhöhten Beinen hinlegen • Bei starker Atemnot und -stillstand: Mund-zu-Mund- bzw. beim Baby Mund-zu-Nase-Beatmung	Sofort Notarzt rufen	Legt Infusion, beatmet Kind, falls nötig

Krämpfe (Fieberkrampf, Epilepsie)

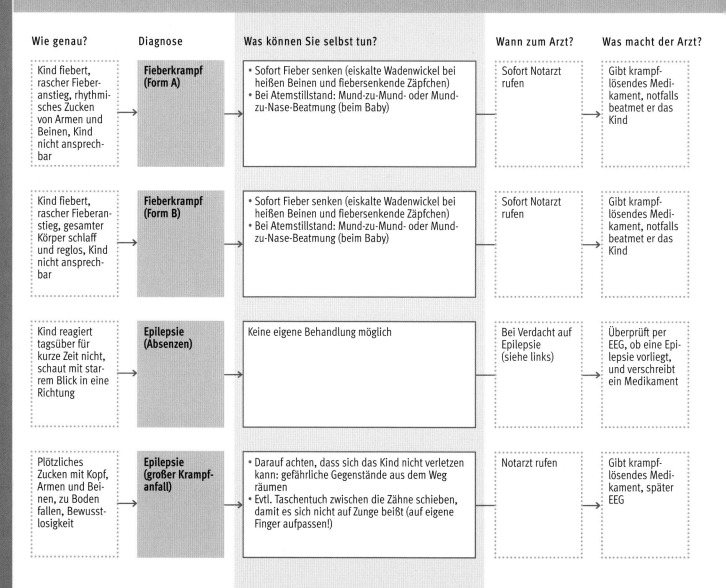

Krämpfe (Epilepsie, sonstige Ursachen)

Wie genau?	Diagnose	Was können Sie selbst tun?	Wann zum Arzt?	Was macht der Arzt?
Plötzliches Wegwerfen oder Fallenlassen von Gegenständen, Zucken von Kopf und Armen, Schmatzen	**Epilepsie, lokale Krampfanfälle**	Keine eigene Behandlung möglich • Bei Atemstillstand: Mund-zu-Mund- oder Mund-zu-Nase-Beatmung (beim Baby)	Wenn das Kind erstmalig krampft, auf jeden Fall Notarzt rufen	Diagnostiziert per EEG eine Epilepsie, verschreibt krampflösende Medikamente
Kind ist stark überhitzt und verwirrt, hat rotes Gesicht nach längerem ungeschützten Aufenthalt in der Sonne	**Krämpfe durch Hitzschlag oder Sonnenstich**	• Kind in den Schatten bringen, kühle Getränke verabreichen • Wenn Krämpfe aufhören und Kind wieder zu sich kommt: kalten Waschlappen auf die Stirn legen • Bei Krampfneigung: darauf achten, dass sich das Kind nicht verletzen kann (siehe oben) • Bei Atemstillstand: Mund-zu-Mund- oder Mund-zu-Nase-Beatmung (beim Baby)	Sofort den Notarzt rufen	Verabreicht dem Kind Infusion und krampflösende Medikamente
Kind mit Diabetes krampft durch Unterzucker (Zucken von Armen und Beinen), evtl. Bewusstlosigkeit	**Krämpfe bei Diabetes**	• Darauf achten, dass sich das Kind nicht verletzen kann (siehe oben) • Bei Atemstillstand: Mund-zu-Mund- oder Mund-zu-Nase-Beatmung (beim Baby)	Sofort den Notarzt rufen	Verabreicht Zuckerinfusion, wenn nötig beatmet er das Kind
Kind hört nach starkem Schreien plötzlich auf zu atmen, ganzer Körper wird steif	**Affektkrampf durch Schreien**	• Dem Kind auf den Rücken klopfen • Falls es nicht sofort wieder zu Bewusstsein kommt und die Atmung weiter aussetzt: Mund-zu-Mund- oder Mund-zu-Nase-Beatmung (beim Baby)	Wenn das Kind nicht sofort wieder zu Bewusstsein kommt: Notarzt rufen	Beatmet das Kind und gibt evtl. ein krampflösendes Medikament

Kreislaufversagen, Schock, Ohnmacht (seelische und körperliche Ursachen)

Wie genau?	Diagnose	Was können Sie selbst tun?	Wann zum Arzt?	Was macht der Arzt?
Verwirrtheit, Angst, Blässe, Kaltschweißigkeit, Schwindel und Kribbeln in den Händen, evtl. Ohnmacht	**Schock durch Schreck oder starke psychische Belastung**	• Allgemein: Kind beruhigen, Hochlagern der Beine • Bei Ohnmacht: stabile Seitenlage	Sofort Notarzt rufen	Verabreicht Infusion und/oder Beruhigungsmittel
Quaddeliger Ausschlag, starkes Anschwellen der Stichstelle, Schockzeichen (siehe oben), evtl. Ohnmacht	**Schock durch allergische Reaktion, z.B. nach Insektenstich**	• Allgemein: Kind beruhigen, Hochlagern der Beine • Falls Insektenstich im Mund: Eiswürfel lutschen lassen • Bei Ohnmacht: stabile Seitenlage	Sofort Notarzt rufen	Verschreibt Infusion und antiallergisches Medikament
Verwirrtheit, Kaltschweißigkeit, Schwindel, rotes Gesicht, evtl. Ohnmacht nach Aufenthalt in der Sonne	**Schock durch Hitze**	• Allgemein: Kind beruhigen, Stirn mit kaltem Wasser kühlen • Wenn Kind bei Bewusstsein: kühles Wasser schluckweise zu trinken geben • Bei Ohnmacht: stabile Seitenlage	Sofort Notarzt rufen	Gibt dem Kind eine Infusion
Sehr hohes Fieber über 40 °C, Infekt, Verwirrtheit, evtl. Ohnmacht	**Schock durch Fieber bzw. Infektion**	• Fiebersenkender Saft oder Zäpfchen • Wenn Füße warm evtl. Wadenwickel (S. 123) • Bei Ohnmacht: stabile Seitenlage	Sofort Notarzt rufen	Stellt die Ursache für das Fieber fest und gibt evtl. eine Infusion

Stumpfe Verletzungen (Knochenbruch, Verstauchung, Verrenkung, Gehirnerschütterung)

Wie genau?	Diagnose	Was können Sie selbst tun?	Wann zum Arzt?	Was macht der Arzt?
Nach Unfall Unfähigkeit, entsprechendes Körperteil zu bewegen, Schwellung, evtl. Fehlstellung	**Knochenbruch**	• Das betroffene Körperteil mit einem Stock oder Regenschirm und Tüchern schienen, um es zu stützen. • **Homöopathie:** Aconitum gegen den ersten Schreck; Symphytum hilft beim Zusammenwachsen der Knochen, starke Schmerzen nach Fraktur, schlimmer bei Berührung	Bei Verdacht auf Knochenbruch	Sichert Diagnose durch Röntgen, dann Gips oder Operation
Geschwollenes, schmerzhaftes, rötlich-bläulich verfärbtes Gelenk nach Umknicken oder Überdehnung	**Verstauchung**	• Körperteil hochlagern • Gegen Schwellung: kalter Retterspitzwickel (S. 124) • **Homöopathie:** Ruta bei starken Schmerzen und Besserung durch fortgesetzte Bewegung; Bryonia, wenn jede Bewegung schmerzt, Druck aber bessert	Wenn sich die Symptome nicht bessern	Untersucht Gelenk per Ultraschall oder Röntgen, um weitere Verletzungen auszuschließen
Nach ruckartigem Zug am Unterarm kann dieser nicht mehr bewegt werden, schmerzhaft	**Ausrenkung des Unterarms**	Keine eigene Behandlung möglich	Wenn derartige Symptome bei dem Kind auftreten	Renkt Unterarm durch gezielten Griff wieder ein
Schlag oder Sturz auf den Kopf, kurzzeitige Bewusstlosigkeit, evtl. Erbrechen	**Gehirnerschütterung**	• Allgemein: Kind hinlegen und für Ruhe sorgen • **Homöopathie:** Arnica gegen die Verletzungsfolgen; Aconitum bei Schreck oder Schock	Bei Verdacht auf Gehirnerschütterung (siehe links)	Neurologische Untersuchung, evtl. stationäre Überwachung über 24 Stunden hinweg

Wunden (Schürf-, Platz- und Bisswunde, Verbrennung und Verbrühung)

Wie genau?	Diagnose	Was können Sie selbst tun?	Wann zum Arzt?	Was macht der Arzt?
Aufgekratzte, aufgeschürfte Haut, kann bluten	**Schürfwunde**	• Gröbere Schmutzteile wie Steinchen entfernen • Wunde mit Desinfektionsmittel säubern, mit Pflaster oder Verband abdecken • Tetanusschutz überprüfen	Wenn die Wunde in den nächsten Tagen noch nässt oder eitert	Verschreibt desinfizierende, antibiotische Creme
Starker Aufprall, aufgeplatzte Haut, evtl. stark blutend	**Platzwunde**	• Blutung durch Druckverband (siehe Seite 95 oben) zum Stillstand bringen • Wunde mit Desinfektionsmittel säubern, mit Pflaster oder Verband abdecken • Tetanusschutz überprüfen • **Homöopathie:** Hypericum bei starken Nervenschmerzen; Arnica, um die Blutung zum Stillstand zu bringen	Wenn die Wunde länger als 1 cm und tiefer als 0,5 cm ist oder nicht aufhört zu bluten	Verschließt Wunde mit Wundkleber, Klammerpflaster oder Naht
Schmutzige, zerfetzte Wunde durch Tierbiss	**Bisswunde**	• Wunde mit Desinfektionsmittel säubern, mit Pflaster oder Verband abdecken • Tetanusschutz überprüfen • **Homöopathie:** Ledum	In jedem Fall zum Arzt	Reinigt Wunde und impft Kind bei Bedarf gegen Tollwut und/oder Tetanus
Hautrötung evtl. mit Blasen oder schmierig, mit schwärzlichen Belägen	**Verbrennung oder Verbrühung**	• Brennende oder heiße nasse Kleidung ausziehen, sofern diese nicht mit der Haut verklebt ist • Körperteil 15 Min. unter fließend kühles Wasser halten (Kind nicht ganz duschen: Schockgefahr) • Wunde sauber abdecken • Tetanusschutz überprüfen • **Homöopathie:** Aconitum gegen den ersten Schreck; Hypericum bei stechenden Schmerzen	Wenn die Hautstelle größer als die Hand des Kindes ist, wenn sich Blasen bilden oder bei Schockzeichen (S. 92)	Desinfiziert die Wunde und trägt antibiotische Salbe auf, evtl. Infusion

Wunden (Nasenbluten, Bluterguss, Stromverletzung, Quetschwunde)

Wie genau?	Diagnose	Was können Sie selbst tun?	Wann zum Arzt?	Was macht der Arzt?
Blutung nach Schnittverletzung, Blutung aus großen Körpergefäßen	**Stark blutende Wunde (Nasenbluten S. 54)**	• Druckverband: sterilen Tupfer oder sauberes Tuch auf Wunde drücken, Mullbinde als Rolle darauf, mit Verband unter leichtem Druck befestigen, Puls kontrollieren! • Körperteil hochlagern oder -halten • **Homöopathie:** Phosphorus bei starker hellroter Blutung; Staphysagria allgemein bei stark schmerzenden Schnittwunden	Wenn die Wunde nicht aufhört zu bluten, Notarzt rufen	Gibt Kind Infusion, evtl. Operation notwendig
Schwellung und rötlich-bläuliche Verfärbung der Haut nach Aufprall	**Bluterguss**	• Bluterguss sofort mit kaltem Gegenstand (z.B. Löffel) oder mit Eiswürfeln in einem Tuch kühlen • **Homöopathie:** Arnica	Wenn sich der Bluterguss nicht zurückbildet	Überprüft evtl. die Gerinnungsfähigkeit
Kleines schwarzes Loch durch Stromverletzung	**Wunde durch Stromverletzung**	Keine eigene Behandlung möglich • Falls Kind noch mit Stromkreis verbunden: Kind keinesfalls anfassen oder wegziehen, sondern Stromquelle z.B. mit einem Besenstiel wegschlagen!	Bei Stromverletzung immer Notarzt rufen	Untersucht das Kind und schließt weitere Verletzungen (z.B. am Herzen) aus
Nach Einklemmen einer Gliedmaße bläuliche Verfärbung und Anschwellen des Fingers oder Fußes	**Quetschwunde**	• Gliedmaße unter fließend kühles Wasser halten oder Eisbeutel darauf legen • **Homöopathie:** Hypericum	Wenn die Gliedmaße stark anschwillt oder das Kind große Schmerzen hat	Überprüft, ob eine Schädigung des Nervs oder Knochens vorliegt

3. Was Sie selbst tun können

Dieses Kapitel enthält wertvolle Tipps und Rezepte, mit denen Sie Ihrem kranken Kind helfen können, rasch wieder gesund zu werden: homöopathische Mittel, Heilkräutertees und altbewährte Hausmittel wie Wickel oder Kopfdampfbäder. Damit es gar nicht erst so weit kommt, finden Sie im letzten Abschnitt dieses Kapitels naturheilkundliche Rezepte zur Unterstützung des kindlichen Immunsystems.

SÄMTLICHE REZEPTE und Medikamente, die ich im zweiten Kapitel empfohlen habe, finden Sie hier mit entsprechenden Seitenverweisen wieder. Homöopathische Mittel sowie die einzelnen Teedrogen und heilkräftigen Nahrungsmittel sind zum schnelleren Nachschlagen alphabetisch geordnet. Auf diese Weise gelangen Sie ohne Probleme von der Beschwerde Ihres Kindes zum entsprechenden Behandlungsvorschlag. Zahlreichen Krankheiten, die bereits im Kindesalter vorkommen, ist ohne Schulmedizin nicht beizukommen: eine Blinddarmentzündung erfordert eine rasche Operation, ein Knochenbruch wird in der Regel eingegipst, eine bakterielle Lungenentzündung oder eine Sepsis müssen antibiotisch behandelt werden und Tetanus oder Diphtherie kann man nur durch eine Impfung in den Griff bekommen. Aber ein Schnupfen, eine einfache Bronchitis, ein akuter Magen-Darm-Infekt oder Zahnungsbeschwerden können sehr wohl homöopathisch oder mit bewährten Hausmitteln nebenwirkungsfrei kuriert werden. Jede Behandlungsform hat ihre Berechtigung und man muss im Einzelfall entscheiden, welcher Weg der jeweils Richtige ist. Ob Sie eher homöopathische Globuli bevorzugen oder heilende Tees beziehungsweise Wickel und Auflagen, das ist Ansichtssache. Ich persönlich kombiniere beide Methoden und mache immer wieder gute Erfahrungen damit. Probieren Sie einfach selbst aus, womit Sie am besten zurechtkommen.

Wenn Sie sich für die Homöopathie entscheiden, müssen Sie allerdings auf die gleichzeitige Anwendung von ätherischen Ölen verzichten.

Was Sie selbst tun können

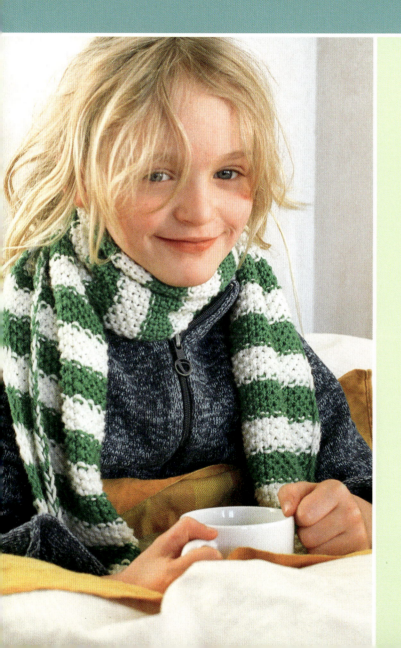

In diesem Kapitel

Homöopathie für Kinder

Geschichte und Idee der Homöopathie	98
Verdünnung und Potenzierung	98
Einnahme und Dosierung	99
Individuelles Krankheitsbild	99
Homöopathische Mittel von A bis Z	100

Pflanzenheilkunde kinderleicht

Geschichte der Pflanzenheilkunde	109
Wirkstoffe	110
Praktische Anwendung	110
Pflanzliche Mittel von A bis Z	111

Erprobte Hausmittel

Hausmittel – altbewährt und wieder aktuell	114
Wickel und Bäder	114
Kneipp'sche Anwendungen	115
Nahrungsmittel mit Heilkraft	115
Teemischungen bei Bauchschmerzen	116
Rezepte bei Durchfall	117
Teemischungen bei Erkältungskrankheiten	118
Sonstige Rezepte	119
Wickel	121
Kneippen, um gesund zu bleiben	124
Stärkende Rezepte	125
Vorbeugende Teemischungen	125

97

Homöopathie für Kinder

Auf den folgenden Seiten finden Sie homöopathische Mittel in alphabetischer Reihenfolge aufgeführt und beschrieben. Unter dem Begriff Anwendungsgebiete sind die Krankheiten oder Symptome aufgelistet, zu denen das entsprechende Mittel einen deutlichen Bezug aufweist, unter Leitsymptome dessen Charakteristika, so dass Sie sicher zum richtigen Mittel finden.

Geschichte und Idee der Homöopathie

Die Homöopathie beruht auf den Studien und Erkenntnissen des deutschen Arztes und Chemikers Dr. Samuel Hahnemann (1755 bis 1843).
Das Wirkprinzip der Homöopathie wird durch den lateinischen Satz „similia similibus curentur" beschrieben, was so viel bedeutet wie „Ähnliches möge mit Ähnlichem geheilt werden". Eine Substanz, die bei einem gesunden Menschen bestimmte Krankheitssymptome hervorruft, heilt einen kranken Menschen, der an genau diesen Symptomen leidet.
Um die Symptome der unterschiedlichen Mittel auszutesten, unternahm Hahnemann zusammen mit seinen Mitarbeitern zahlreiche Selbstversuche mit diversen pflanzlichen, tierischen und mineralischen Substanzen und notierte anschließend jede aufgetretene Veränderung, die er an sich bemerkte oder die ihm seine Mitarbeiter schilderten. Diese Vorgehensweise bezeichnete er als Arzneimittelprüfung.

Ganzheitlicher Ansatz

Als Ursache aller Krankheiten betrachtete Hahnemann die Schwächung der allgemeinen Lebenskraft. Mit der homöopathischen Behandlung soll diese gestärkt und der Patient von seiner Krankheit geheilt werden. Dabei werden nicht einzelne Symptome behandelt, sondern der Mensch als Einheit, sprich die körperlichen und die seelischen Leiden.

Verdünnung und Potenzierung

Hahnemann entwickelte eine spezielle Methode, bei der jede Substanz zunächst schrittweise verdünnt und anschließend nochmals verschüttelt wird.
Durch das Verdünnen verlieren giftige Ausgangssubstanzen ihre Toxizität (Giftigkeit), durch Aufschütteln hochgradig verdünnter Substanzen gewinnen die Mittel zudem an Potenz – sie wirken tiefer und nachhaltiger. Je höher ein homöopathisches Mittel verdünnt und potenziert ist, desto stärker ist demnach seine Wirkung. Von der Ausgangssubstanz ist nichts mehr nachweisbar, es handelt sich nur noch um reine Information, die auf den Menschen übertragen wird.

Hahnemann verdünnte, verschüttelte oder verrieb Alkohol, Wasser oder Milchzucker zu Tropfen, Streukügelchen (Globuli) oder Tabletten. Je nachdem Verhältnis von Arzneigrundstoff zur Trägersubstanz spricht man von einer C-(Centesimal)-Potenz (1 Teil plus 99 Teile) oder von einer D-(Dezimal)-Potenz (1 Teil plus 9 Teile). Es gibt auch noch höhere Potenzen (beispielsweise LM- oder Q-Potenzen), welche bei langwierigen chronischen Krankheiten eingesetzt werden. Diese eignen sich allerdings nicht zur Selbstbehandlung. Sie sind komplizierter in der Anwendung und erfordern eine fachkundige Betreuung während der Behandlung.

Einnahme und Dosierung

Zur Behandlung von Kindern verwendet man in erster Linie Globuli. Sie schmecken süß und werden deshalb gerne genommen. Zudem enthalten sie keinen Alkohol. Für die Selbstbehandlung von akuten Krankheitssymptomen im Kindesalter, so wie sie in diesem Buch beschrieben sind, empfehle ich die Potenzen D6 und D12. Da manche ätherische Öle Homöopathika in ihrer Wirkung stören können, sollte das Kind zusätzlich

---

> ➜ Anwendung
>
> Bei akuten Erkrankungen bekommen Kinder 3-mal täglich 3 Globuli unter die Zunge, bei chronischen oder seelischen Erkrankungen einmalig 3 Globuli einer C 30-Potenz.

---

zur homöopathischen Behandlung keinen Pfefferminz-, Kamillen- oder Salbeitee trinken. Das Gleiche gilt für Colagetränke. Vorsicht ist auch geboten bei mentholhaltigen Zahncremes.
Ab einer Potenz von C30 sollten Sie auf jeden Fall einen homöopathisch erfahrenen Arzt oder Heilpraktiker zu Rate ziehen, um eine dauerhafte und ganzheitliche Heilung zu erreichen.
Bei höheren Potenzen besteht die Möglichkeit einer Erstreaktion. So kann ein Hautausschlag auftreten, den das Kind früher schon einmal hatte. Zur weiteren Behandlung solcher Reaktionen ist ein erfahrener Homöopath erforderlich.

Individuelles Krankheitsbild

Bei der Wahl des richtigen homöopathischen Mittels müssen Sie darauf achten,

---

dass sich die Beschwerden Ihres Kindes mit dem Arzneimittelbild des jeweiligen Homöopathikums in wesentlichen Punkten decken. Dazu ein Beispiel: Wenn Ihr Kind unter einem wässrigen Schnupfen mit wundmachendem Nasensekret leidet, der von tränenden Augen begleitet wird, wobei die Tränen mild sind, so braucht es Allium cepa, die Küchenzwiebel. Der Grund: Der Saft der frisch angeschnittenen Küchenzwiebel verursacht genau diese Symptome. Sind aber die Tränen wundmachend und das Nasensekret mild, so müssen Sie Euphrasia geben, den Augentrost.
Das heißt, bei der Wahl des passenden homöopathischen Mittels reicht es nicht aus zu erkennen, dass ein Kind Schnupfen oder Husten hat, vielmehr muss genau unterschieden werden, welche individuellen Besonderheiten die Beschwerde aufweist. Dazu ist ein hohes Maß an Aufmerksamkeit und Beobachtungsgabe erforderlich. Wenn Sie Ihr Kind homöopathisch behandeln möchten, müssen Sie daher auf alles achten, was sich im Zuge der Erkrankung an Ihrem Kind verändert: Ist es ruhiger als sonst? Launischer? Weinerlicher oder gar aggressiver und zorniger?

HOMÖOPATHISCHE MITTEL VON A BIS Z

Aconitum | Sturmhut

ANWENDUNGSGEBIET: fieberndes Kind mit heißer trockener Haut; plötzlich einsetzende Schmerzen als Folge von Schreck
LEITSYMPTOME: Beschwerden, die plötzlich auftreten und mit starken Schmerzen einhergehen. Die Kinder sind ängstlich und unruhig; Durst auf kalte Getränke
SELBSTBEHANDLUNG:
➡ **Fieber,** *Seite 26 ff.*
➡ **Scharlach/Angina,** *Seite 42*
➡ **Kopfschmerzen,** *Seite 44*
➡ **Zahnen,** *Seite 47*
➡ **Zungenentzündung,** *Seite 49*

Allium cepa | Küchenzwiebel

ANWENDUNGSGEBIET: Erkrankungen der oberen Atemwege
LEITSYMPTOME: Wundmachender Fließschnupfen, milde Tränen, Niesreiz
SELBSTBEHANDLUNG:
➡ **Virusinfekt mit Erkältung,** *Seite 54*

Aloe

ANWENDUNGSGEBIETE: Beschwerden im Magen-Darm-Trakt, zum Beispiel schleimiger Durchfall
LEITSYMPTOME: übel riechender, schleimiger Stuhl, verbunden mit starken Blähungen
SELBSTBEHANDLUNG:
➡ Durchfall, *Seite 68*

Ammonium carbonicum | Hirschhornsalz

ANWENDUNGSGEBIETE: Bronchitis
LEITSYMPTOME: Atemwegsinfekte mit viel lockerem Schleim, sehr empfindlich gegen kalte Luft
SELBSTBEHANDLUNG:
➡ Bronchitis, *Seite 57*

Antimonium tartaricum | Brechweinstein

ANWENDUNGSGEBIETE: Lungenentzündung, obstruktive Bronchitis, Asthma bronchiale
LEITSYMPTOME: Husten mit zähem Schleim, der sich kaum löst; deutliche Rasselgeräusche in der Lunge; starke Müdigkeit
SELBSTBEHANDLUNG:
➡ ➡ Lungenentzündung, *Seite 26, 57*
➡ Obstruktive Bronchitis, *Seite 57*
➡ Asthma bronchiale, *Seite 57*

Apis mellifica | Honigbiene

ANWENDUNGSGEBIETE: Schwellung nach Insektenstich (vor allem nach Bienen- oder Wespenstichen); geschwollene Augenlider im Rahmen einer Augenentzündung; Mumps
LEITSYMPTOME: Schwellungen mit Hitzegefühl; Durstlosigkeit; Wärme verschlechtert; brennende Schmerzen
SELBSTBEHANDLUNG:
➡ Augenentzündung, *Seite 40 f.*
➡ Mumps, *Seite 51*
➡ Insektenstich, *Seite 83*

C

Arnica | Bergwohlverleih

ANWENDUNGSGEBIETE: Muskelkater, Prellungen, Schürfwunden; Zungenbiss; Gehirnerschütterung; stark blutende Wunden

LEITSYMPTOME: wichtigstes Wundheilmittel; Kinder möchten in Ruhe gelassen werden; Zerschlagenheitsgefühl

SELBSTBEHANDLUNG:
➡ Zungenbiss, *Seite 49*
➡ Gehirnerschütterung, *Seite 93*
➡ Wunden/Prellungen, *Seite 94 f.*

Arsenicum album | weißes Arsenik

ANWENDUNGSGEBIETE: wässriger Durchfall

LEITSYMPTOME: Kinder sind kraftlos und erschöpft, ängstlich und empfindlich, sie wollen nicht alleine sein; verfroren

SELBSTBEHANDLUNG:
➡ Durchfall, *Seite 68*

Belladonna | Tollkirsche

ANWENDUNGSGEBIETE: hochfiebernde Kinder mit roter Gesichtsfarbe, schwitzend; Angina und Scharlach (stark geröteter Rachen); Kopfschmerzen mit rotem Kopf

LEITSYMPTOME: pochende, klopfende starke Schmerzen; die Kinder sind unruhig, reden wirr im Fieber; trotz Fieber wenig Durst; hochroter verschwitzter Kopf, kalte Extremitäten

SELBSTBEHANDLUNG:
➡ Fieber, *Seite 26 ff.*
➡ Scharlach/Angina, *Seite 42*
➡ Kopfschmerzen, *Seite 44*

➡ Zahnen, *Seite 47*
➡ Zungenentzündung, *Seite 49*

Borax | Natriumtetraborat

ANWENDUNGSGEBIETE: Hand-Mund-Fuß-Krankheit; Mundfäule (rötliches Zahnfleisch mit Aphthen); Mundsoor

LEITSYMPTOME: Geschwüre; Entzündungen sowie weißliche Beläge auf der Mundschleimhaut

SELBSTBEHANDLUNG:
➡ Mund, *Seite 46*

Bryonia | Zaunrübe

ANWENDUNGSGEBIETE: trockener stechender Husten; stechende Kopfschmerzen

LEITSYMPTOME: Krankheitssymptome verschlimmern sich durch Bewegung; Kind möchte in Ruhe gelassen werden; Druck bessert; großer Durst auf kalte Getränke

SELBSTBEHANDLUNG:
➡ **Kopfschmerzen,** *Seite 44 f.*
➡ **Husten,** *Seite 57*

Calcarea acetica | Graukalk

ANWENDUNGSGEBIETE: Lymphknotenschwellungen am Hals im Rahmen von Infekten

LEITSYMPTOME: dickliche blasse Kinder; anfällig für Bronchitis

SELBSTBEHANDLUNG:
➡ **Lymphknotenschwellungen am Hals,** *Seite 43*

HOMÖOPATHISCHE MITTEL VON A BIS Z

Calcarea fluorica | Calciumfluorid

ANWENDUNGSGEBIETE: Erkrankung von Haut, Haaren, Nägeln und Zähnen
LEITSYMPTOME: Erschlaffung des elastischen Bindegewebes, Zahnschmelzdefekte, Verhärtungen des Gewebes
SELBSTBEHANDLUNG:
➡ **Karies,** *Seite 47*

Calcarea iodata | Calciumiodid

ANWENDUNGSGEBIETE: Atmung mit offenem Mund durch vergrößerte Rachen- bzw. Gaumenmandeln; vergrößerte Hals-lymphknoten im Rahmen von Infekten
LEITSYMPTOME: oft sehr schlanke Kinder, die gut essen; typisch sind vergrößerte Mandeln mit vielen Furchen
SELBSTBEHANDLUNG:
➡ **Behinderte Nasenatmung,** *Seite 55*

Calcium carbonicum | Austernschalenkalk

ANWENDUNGSGEBIETE: Kopfschmerzen nach Schule; Infekt-anfälligkeit (als Konstitutionsmittel)
LEITSYMPTOME: die Kinder sind schnell erschöpft und ständig erkältet; Vorliebe für Eier und Süßes; starker Kopfschweiß mit säuerlichem Geruch; Spätentwickler
SELBSTBEHANDLUNG:
➡ **Kopfschmerzen,** *Seite 44*

Calcium phosphoricum | Calciumphosphat

ANWENDUNGSGEBIETE: allergische Rhinitis (Schnupfen); Schulkopfschmerzen; Konzentrationsstörungen und Leistungs-abfall nach Infekten
LEITSYMPTOME: Abwehrschwäche mit Konzentrationsstörun-gen und Müdigkeit; Appetit auf Salziges; oft zarte, hochge-wachsene Kinder, die anämisch wirken
SELBSTBEHANDLUNG:
➡ **Konzentrationsstörungen in der Rekonvaleszenz,** *Seite 30*
➡ **Kopfschmerzen,** *Seite 44*
➡ **Allergische Rhinitis,** *Seite 54*

Cantharis | Spanische Fliege

ANWENDUNGSGEBIETE: Blasenentzündung, Verbrennungen und Verbrühungen
LEITSYMPTOME: brennende, schneidende Schmerzen beim Wasserlassen
SELBSTBEHANDLUNG:
➡ **Blasenentzündung,** *Seite 61, 71*

Chamomilla | Kamille

ANWENDUNGSGEBIETE: Bauchschmerzen (Säuglingskoliken); Zahnen
LEITSYMPTOME: bei Zahnungsbeschwerden, oft ist eine Wange rot, die andere blass; spinatartiger Stuhl; Kinder sind zornig und wollen getragen werden; Schmerzen kommen häufig an-fallsartig

102

E

SELBSTBEHANDLUNG:
- ➡ **Fieber,** *Seite 28*
- ➡ **Zahnen bei Babys (Mund),** *Seite 47*
- ➡ **Bauchschmerzen,** *Seite 60, 63*

Cocculus | Kokkelskörner

ANWENDUNGSGEBIETE: Reiseübelkeit beim Fahren im Auto, Zug oder Schiff

LEITSYMPTOME: Schwindelgefühl mit Verschlimmerung beim Aufrichten; Kind ist zu schwach, um den Kopf selbst zu halten; kälteempfindlich

SELBSTBEHANDLUNG:
- ➡ **Reiseübelkeit,** *Seite 64*

Cuprum metallicum | Kupfer

ANWENDUNGSGEBIETE: ständiges Erbrechen bei Babys

LEITSYMPTOME: krampfartige Beschwerden, Besserung durch Trinken kalten Wassers

SELBSTBEHANDLUNG:
- ➡ **Erbrechen,** *Seite 65*

Drosera | Sonnentau

ANWENDUNGSGEBIETE: akute Atemwegsinfekte, Keuchhusten

LEITSYMPTOME: kurz aufeinander folgende krampfartige Hustenanfälle, oft mit Brechreiz und Schleimerbrechen

SELBSTBEHANDLUNG:
- ➡ **Keuchhusten,** *Seite 56*

Dulcamara | Bittersüßer Nachtschatten

ANWENDUNGSGEBIETE: Erkältungszeichen wie Schnupfen und Husten

LEITSYMPTOME: Beschwerden nach Durchnässung, zum Beispiel nach Schwimmbadbesuch oder Aufenthalt im Regen

SELBSTBEHANDLUNG:
- ➡ **Virusinfekt mit Erkältung,** *Seite 54*
- ➡ **Erkältung mit Husten,** *Seite 57*

Eupatorium perfoliatum | Wasserhanf

ANWENDUNGSGEBIETE: heftige Gelenkschmerzen im Rahmen von Infekten oder Rheuma

LEITSYMPTOME: die Kinder fühlen sich wie zerschlagen; Kälte verschlimmert die Schmerzen

SELBSTBEHANDLUNG:
- ➡ **Gelenkschmerzen,** *Seite 76*

Euphrasia | Augentrost

ANWENDUNGSGEBIETE: gerötete, entzündete Bindehäute im Rahmen einer Erkältung; gerötete, entzündete, juckende Bindehäute in Folge einer Allergie (beispielsweise auf Pollen, Tierhaare, Hausstaubmilben)

LEITSYMPTOME: juckende, brennende oder tränende Augen; Besserung an der frischen Luft

SELBSTBEHANDLUNG:
- ➡ **Augenentzündung durch Virusinfekt,** *Seite 40*
- ➡ **Augenentzündung durch Allergie,** *Seite 41*

HOMÖOPATHISCHE MITTEL VON A BIS Z

Ferrum phosphoricum | Eisenphosphat

ANWENDUNGSGEBIETE: beginnende Entzündungen; Erkältungskrankheiten mit Schnupfen, Halsschmerzen, Ohrenschmerzen; allergischer, wässriger Schnupfen

LEITSYMPTOME: Mittel für das erste Stadium entzündlicher und fieberhafter Erkrankungen; das Allgemeinbefinden ist meist nur wenig beeinträchtigt; langsam ansteigendes Fieber

SELBSTBEHANDLUNG:
➡ **Fieber,** *Seite 26*
➡ **Halsschmerzen,** *Seite 42*
➡ **Ohrenschmerzen,** *Seite 50*

Hypericum | Johanniskraut

ANWENDUNGSGEBIETE: Platzwunden; gequetschte Finger oder Zehen; Verbrennungen oder Verbrühungen; nach Zahnbehandlungen, jegliche Nervenverletzungen

LEITSYMPTOME: frische Verletzung mit stechenden, schießenden Schmerzen; Verletzungen von Körperteilen, die reich an sensiblen Nerven sind, zum Beispiel Finger und Zehen

SELBSTBEHANDLUNG:
➡ **Verbrennungs- und Verbrühungswunde,** *Seite 94*
➡ **Platzwunde,** *Seite 94*
➡ **Quetschwunde,** *Seite 95*

Ignatia | Ignazbohne

ANWENDUNGSGEBIETE: seelische Beschwerden mit Auswirkungen auf Atemwege und Magen-Darm-Trakt, Periodenschmerzen

LEITSYMPTOME: Beschwerden durch Kummer, zum Beispiel durch eine unglückliche Liebe; Kloßgefühl; häufiges Seufzen; Weinen und Lachen abwechselnd

SELBSTBEHANDLUNG:
➡ **Bauchschmerzen,** *Seite 60*

Ipecacuanha | Brechwurzel

ANWENDUNGSGEBIETE: unaufhörliches Erbrechen mit Übelkeit; Keuchhusten mit Würgereiz

LEITSYMPTOME: Kinder wissen nicht, was sie wollen; Appetitlosigkeit; keine Besserung durch Erbrechen; Folge von „Durcheinander-Essen" schwer verdaulicher Speisen

SELBSTBEHANDLUNG:
➡ **Keuchhusten,** *Seite 56*
➡ **Erbrechen,** *Seite 64*

Kalium bichromicum | Kaliumdichromat

ANWENDUNGSGEBIETE: Nebenhöhlenentzündung mit dickem, fadenziehendem, gelblichem Schleim aus der Nase; Bronchitis und Lungenentzündung mit gelblichem Sekret

LEITSYMPTOME: wichtiges Mittel für die Schleimhäute der Atemwege; Besserung durch Wärme; die Schmerzen sind punktförmig

SELBSTBEHANDLUNG:
➡ **Fieber,** *Seite 28*
➡ **Nebenhöhlenentzündung,** *Seite 55*
➡ **Bronchitis und Lungenentzündung,** *Seite 57*

L

Kalium phosphoricum | Kaliumphosphat

ANWENDUNGSGEBIETE: Erbrechen (seelisch bedingt) zum Beispiel vor Reiseantritt oder durch Prüfungsangst
LEITSYMPTOME: ängstliche, nervöse und unkonzentrierte Kinder; Schlafstörungen
SELBSTBEHANDLUNG:
➡ **Erbrechen,** *Seite 64*

Kreosotum | Buchenholzteer

ANWENDUNGSGEBIETE: Karies mit entzündetem, dunkelrot verfärbtem Zahnfleisch
LEITSYMPTOME: übel riechende Absonderungen; entzündete, dunkelrot bis bläulich verfärbte Schleimhaut
SELBSTBEHANDLUNG:
➡ **Karies,** *Seite 47*

Lachesis | Buschmeisterschlange

ANWENDUNGSGEBIETE: Angina mit lila-bläulicher Verfärbung der Mundschleimhaut; Kloßgefühl im Hals; Mundschleimhautentzündung mit dunkelroter Verfärbung der Schleimhaut
LEITSYMPTOME: berührungsempfindliche und nervöse Kinder; Entzündungen mit rot-bläulicher Verfärbung der Haut oder Schleimhaut; Beschwerden wandern von links nach rechts
SELBSTBEHANDLUNG:
➡ **Angina,** *Seite 42*
➡ **Mundschleimhautentzündung,** *Seite 46*

Ledum | Sumpfporst

ANWENDUNGSGEBIETE: Haut, Gelenke
LEITSYMPTOME: Stich- und Bisswunden; kalte Anwendungen lindern die Schmerzen; betroffene Haut färbt sich bläulich und fühlt sich kühl an; große Unzufriedenheit
SELBSTBEHANDLUNG:
➡ **Bisswunde,** *Seite 94*

Luffa | Kürbisschwämmchen

ANWENDUNGSGEBIETE: verstopfte Nase bei allergischem Schnupfen (Heuschnupfen); stark behinderte Nasenatmung bei Nasennebenhöhlenentzündung
LEITSYMPTOME: träge und müde Kinder, zusätzlich oft Kopfschmerzen
SELBSTBEHANDLUNG:
➡ **Allergische Rhinitis,** *Seite 54*
➡ **Nasennebenhöhlenentzündung,** *Seite 55*

Lycopodium | Bärlapp

ANWENDUNGSGEBIETE: Blähungen; Verdauungsstörungen; Bauchschmerzen
LEITSYMPTOME: Heißhunger auf Süßes; Verschlimmerung zwischen 16 und 20 Uhr, Beschwerden wandern von rechts nach links; Müdigkeit nach dem Essen; geräuschvolle Winde
SELBSTBEHANDLUNG:
➡ **Bauchschmerzen bei Säuglingen,** *Seite 63*
➡ **Verstopfung,** *Seite 66*

HOMÖOPATHISCHE MITTEL VON A BIS Z

Mercurius solubilis | Quecksilber

ANWENDUNGSGEBIETE: Pfeiffer'sches Drüsenfieber mit dicken weißlichen Belägen auf den Mandeln

LEITSYMPTOME: eitrige Entzündungen mit schmierigen Belägen und Geschwüren; geschwollene Zunge mit seitlichen Zahneindrücken; Mundgeruch

SELBSTBEHANDLUNG:
➡ **Pfeiffer'sches Drüsenfieber**, *Seite 42*

Natrium muriaticum | Natriumchlorid

ANWENDUNGSGEBIETE: Mundwinkelrhagaden

LEITSYMPTOME: oftmals sehr ehrgeizige, magere, müde Kinder; Folge von Kummer und Enttäuschung

SELBSTBEHANDLUNG:
➡ **Mundwinkelrhagaden**, *Seite 48*
➡ **Bauchschmerzen**, *Seite 60*

Nux vomica | Brechnuss

ANWENDUNGSGEBIETE: seelische Beschwerden; Schmerzen; Atemwegsinfekte; Verdauungsbeschwerden; Schmerzen am Bewegungsapparat

LEITSYMPTOME: gehetzt, gereizt, überarbeitet; starkes Verlangen nach Genussmitteln; schlimmer in den frühen Morgenstunden

SELBSTBEHANDLUNG:
➡ **Magen-Darm-Infekt**, *Seite 64*

Okoubaka | Schwarzafrikanischer Rindenbaum

ANWENDUNGSGEBIETE: Durchfall

LEITSYMPTOME: Durchfall nach Genuss verdorbener Speisen

SELBSTBEHANDLUNG:
➡ **Durchfall**, *Seite 68*

Opium | Schlafmohn

ANWENDUNGSGEBIETE: Verstopfung

LEITSYMPTOME: fehlender Stuhldrang; Stuhl besteht aus harten, schwarzen Ballen

SELBSTBEHANDLUNG:
➡ **Verstopfung**, *Seite 60, 66*

Phosphorus | Phosphor

ANWENDUNGSGEBIETE: Nasenbluten; Neigung zu Zahnfleischbluten; blutende Wunden

LEITSYMPTOME: ängstliche Kinder; oftmals Angst im Dunkeln; passt zu Kindern, die schnell wachsen; selbst kleine Wunden bluten ungewöhnlich stark

SELBSTBEHANDLUNG:
➡ **Nasenbluten**, *Seite 54*
➡ **Blutende Wunden**, *Seite 95*

Pulsatilla | Wiesenküchenschelle

ANWENDUNGSGEBIETE: gelblich-grüner, milder Schnupfen; Husten mit gelblichem Schleim; Bindehautentzündung der Augen mit gelblichem Sekret; Gerstenkorn

S

LEITSYMPTOME: Besserung an der frischen Luft; bewährt bei dicken Schleimabsonderungen (Nase, Lunge); launische, weinerliche Kinder, die ungern allein sind; Durstlosigkeit
SELBSTBEHANDLUNG:
- ➡ **Bindehautentzündung,** *Seite 40*
- ➡ **Schnupfen,** *Seite 54*
- ➡ **Husten,** *Seite 56*

Rhus toxicodendron | Giftsumach

ANWENDUNGSGEBIETE: Windpocken, Gürtelrose; Herpesbläschen im Mundbereich; grippaler Infekt mit Gliederschmerzen
LEITSYMPTOME: grippale Infekte durch Kälte oder Schwitzen; Besserung durch fortgesetzte Bewegung
SELBSTBEHANDLUNG:
- ➡ **Grippaler Infekt,** *Seite 26*
- ➡ **Herpesbläschen,** *Seite 48*
- ➡ **Muskelkater,** *Seite 77*
- ➡ **Windpocken,** *Seite 80*
- ➡ **Gürtelrose,** *Seite 80*

Ruta | Gartenraute

ANWENDUNGSGEBIETE: Verstauchung mit Beteiligung der Knochenhaut, Muskelkater
LEITSYMPTOME: die Kinder fühlen sich wie zerschlagen
SELBSTBEHANDLUNG:
- ➡ **Muskelkater,** *Seite 77*
- ➡ **Verstauchung,** *Seite 93*

Sambucus nigra | Schwarzer Holunder

ANWENDUNGSGEBIETE: verstopfte Nase bei Säuglingen
LEITSYMPTOME: Nasenatmung erschwert; Borken in der Nase; Stockschnupfen
SELBSTBEHANDLUNG:
- ➡ **Schniefende Atmung bei Babys,** *Seite 54*

Spigelia | Wurmkraut

ANWENDUNGSGEBIETE: Wurmbefall (vor allem Madenwürmer)
LEITSYMPTOME: Bauchschmerzen; dunkle Ränder um die Augen; große Berührungsempfindlichkeit; Jucken und Krabbeln in After und Mastdarm
SELBSTBEHANDLUNG:
- ➡ **Bauchschmerzen,** *Seite 61*
- ➡ **Verstopfung,** *Seite 67*

Spongia | Meerschwamm

ANWENDUNGSGEBIETE: Kehlkopfentzündung
LEITSYMPTOME: trockener, bellender kruppartiger Husten und Heiserkeit; Erstickungsgefühl; schmerzhafter Kehlkopf; Atembeklemmung; Gefühl, man müsse durch einen trockenen Schwamm atmen
SELBSTBEHANDLUNG:
- ➡ **Kehlkopfentzündung,** *Seite 56*

HOMÖOPATHISCHE MITTEL VON A BIS Z

Staphysagria | Stephanskraut

ANWENDUNGSGEBIETE: Schnittwunden

LEITSYMPTOME: alle Wunden, die durch einen Schnitt verursacht wurden, so auch nach Operationen; Beschwerden nach Kummer; Kinder sind wenig aggressiv

SELBSTBEHANDLUNG:
➡ **Gerstenkorn,** *Seite 41*
➡ **Wunden,** *Seite 95*

Sulfur | Schwefel

ANWENDUNGSGEBIETE: Angina mit dicken, schmierigen Belägen und üblem Mundgeruch; eitrige, verkrustete Hauterscheinungen (Staphylodermie); Leckekzeme, häufig wiederkehrend; schmierige Entzündungen der Genitalien

LEITSYMPTOME: hilfreich bei vielen Hautausschlägen (nicht ohne Rücksprache mit einem Homöopathen); häufig übel riechender Schweiß; Störungen des Verdauungssystems (Wechsel von Durchfällen und Verstopfung); warmblütige Kinder, die leicht schwitzen und nachts die Füße unter der Bettdecke hervorstrecken

SELBSTBEHANDLUNG:
➡ **Angina,** *Seite 42*
➡ **Staphylodermie,** *Seite 48*
➡ **Leckekzeme,** *Seite 48*
➡ **Genitalentzündungen,** *Seite 72*

Symphytum | Beinwell

ANWENDUNGSGEBIETE: Knochenbrüche, zum Beispiel Skiunfälle; Verletzung der Knochenhaut; Lockerung eines Zahnes nach Unfall; fördert die Neubildung des Knochens

LEITSYMPTOME: Verletzungen des Stütz- und Bewegungsapparates

SELBSTBEHANDLUNG:
➡ **Knochenbrüche,** *Seite 93*

Urtica urens | Brennnessel

ANWENDUNGSGEBIETE: Nesselsucht (Urticaria); Quincke-Ödem; Quaddeln; Verbrennungen und Verbrühungen ersten Grades

LEITSYMPTOME: geschwollene gerötete Haut; stechendbrennende Schmerzen wie nach Kontakt mit einer Brennnessel

SELBSTBEHANDLUNG:
➡ **Nesselsucht,** *Seite 83*

Thuja | Lebensbaum

ANWENDUNGSGEBIETE: Warzen; Infektanfälligkeit

LEITSYMPTOME: Neigung zu chronischen Entzündungen und Infekten; unreine Haut

SELBSTBEHANDLUNG:
➡ **Warzen,** *Seite 85*

Pflanzenheilkunde kinderleicht

Dieser Teil des Buches enthält bewährte Heilpflanzen, mit denen Sie Ihr Kind selbst behandeln können. Damit Sie sich besser zurechtfinden, sind diese alphabetisch geordnet. Im Anschluss daran habe ich erprobte Teemischungen und Rezepturen zusammengetragen, die sich zur Behandlung typischer Krankheitsbilder im Kindesalter eignen.

Geschichte der Pflanzenheilkunde

Die Pflanzenheilkunde (Phytotherapie) zählt zu den ältesten Naturheilverfahren. Seit Jahrtausenden bedienen sich Menschen aller Kontinente der heilenden Wirkung von Pflanzen. Das griechische Wort „phyton" bedeutet das „Gewachsene". Vor dem 19. Jahrhundert galt es sowohl in der chinesischen Medizin als auch im indischen Ayurveda sowie in der abendländischen Medizin als selbstverständlich, dass Arzneimittel aus Pflanzen hergestellt wurden. Bis vor 200 Jahren waren Pflanzen das einzige Heilmittel, das den Menschen zur Behandlung ihrer Krankheiten zur Verfügung stand. Namhafte Ärzte wie Hippokrates oder Paracelsus erkannten die Heilkraft der Pflanzen und machten sie sich zu Nutze. Der Begriff Phytotherapie wurde erst im 19. Jahrhundert von dem französischen Arzt Henri de Leclerc eingeführt – zur Abgrenzung gegenüber der neuen chemischen Medizin.

Moderne Phytotherapie

Innerhalb der Arzneimittelindustrie spielt die Phytotherapie eine nicht unwesentliche Rolle. Die moderne Phytotherapie unterscheidet sich in wesentlichen Punkten von der traditionellen Pflanzenheilkunde. Während Letztere in erster Linie auf Erfahrungen beruhte, die von Generation zu Generation weitergegeben wurden, ist die moderne Phytotherapie das Produkt wissenschaftlicher Forschungstätigkeit. Sie ist ein Zweig innerhalb der Schulmedizin. Pflanzliche Heilmittel müssen, genau wie synthetisch hergestellte Präparate, nach dem geltenden Arzneimittelgesetz zugelassen werden. Voraussetzung für die Zulassung eines pflanzlichen Medikaments ist der Nachweis von Wirksamkeit, Sicherheit und Qualität. In der Regel sind dafür zahlreiche klinische Studien erforderlich. Sie können also davon ausgehen, dass pflanzliche Präparate auf ihre Wirksamkeit und Unbedenklichkeit hin getestet wurden. Diese wissenschaftlichen Untersuchungen werden zunächst experimentell im Zellsystem und in Tierversuchen durchgeführt. Erst wenn diese erfolgreich abgeschlossen wurden, erfolgen erste Studien am Menschen.

Wirkstoffe

Man hat herausgefunden, dass Pflanzen bestimmte Wirkstoffe und Wirkstoffgruppen enthalten. Ihre Heilkraft beruht jedoch nicht auf einzelnen Wirkstoffen, sondern auf der Summe der enthaltenen Stoffe. Dazu zählen:

Ätherische Öle

Ätherische Öle sind vor allem in Blütenpflanzen enthalten, sie werden bei Berührung frei und machen das Aroma der Pflanze aus. Sie wirken unter anderem krampflösend, desinfizierend sowie antientzündlich zum Beispiel bei Atemwegserkrankungen.

Gerbstoffe

Gerbstoffe schützen die Pflanze vor Fressfeinden. Sie sind adstringierend (zusammenziehend) und wirken bei Durchfall stuhlfestigend, bei Wunden desinfizierend.

Schleimstoffe

Schleimstoffe regen unter anderem die Schleimproduktion der Schleimhäute an. Sie werden bei Entzündungen der oberen Luftwege (beispielsweise Reizhusten) oder auch bei Magen-Darm-Infekten eingesetzt und bilden einen Schutzfilm über den Schleimhäuten.

Praktische Anwendung

Für die Behandlung von Kindern eignet sich die Anwendung von Phytotherapeutika in Form von Teezubereitungen. Diese sind in der Regel gut verträglich. Allerdings mögen Kinder oftmals die enthaltenen bitteren und scharfen Aromen nicht. Bessern Sie gegebenenfalls den Geschmack etwas mit Honig auf (nicht bei Säuglingen wegen Botulismusgefahr!). Er sollte allerdings erst nach leichtem Abkühlen des Tees, am besten kurz vor dem Servieren zugefügt werden, da er sonst fast die Hälfte seiner heilenden Wirkstoffe verliert.
Außerdem sollen Heiltees nicht länger

→ **Bitte beachten Sie**

→ Tees erst ab dem Kleinkindalter verabreichen
→ Anwendung im Zweifelsfall zuvor mit dem Kinderarzt absprechen
→ Tees nicht bei allergisch veranlagten Kindern einsetzen

---

als maximal drei bis vier Wochen gegeben werden, da es sonst zu schädlichen Nebenwirkungen kommen kann.
Am besten kaufen Sie frisch getrocknete Tees in der Apotheke oder in einem gut sortierten Kräuterladen. Ich rate vom „Selbersammeln" in der Natur ab, da Sie dabei keine genauen sicher wirksamen und nebenwirkungsfreien Dosierungen erreichen können.
Bewahren Sie kleine Dosen der Kräuter an einem trockenen lichtgeschützten Ort auf (in Braungläsern). Und achten Sie auf altersgerechte Dosierung der Teedrogen, das heißt, für ein Kleinkind nehmen Sie die Hälfte der Menge, die bei der Standarddosierung angegeben ist. In der Regel reicht für ein Kind unter drei Jahren ½ TL auf ¼ Liter Wasser.

Standarddosierung

Überbrühen Sie 1 TL getrocknete Teedroge mit ¼ Liter kochendem Wasser, lassen Sie den Tee fünf Minuten zugedeckt stehen und seihen Sie ihn anschließend ab. Nun geben Sie Ihrem Kind täglich 2 bis 3 Tassen davon zu trinken. Falls die Dosierung von der Standarddosierung abweicht, ist dies an Ort und Stelle ausdrücklich vermerkt.

Anis

ANWENDUNGSGEBIETE: Husten; Blähungen
WIRKUNG: entblähend; krampflösend
VERWENDETE TEILE: Anissamen
ANWENDUNG: Tee (siehe Bauchwehtee 2, S. 117)

Bärentraubenblätter

ANWENDUNGSGEBIETE: Blasenentzündung
WIRKUNG: hemmt das Bakterienwachstum (nur im alkalischen Urin, deshalb am besten parallel Milch zu trinken geben)
VERWENDETE TEILE: getrocknete Blätter
ANWENDUNG: Tee (siehe Blasentee, Seite 117)

Brennnessel

ANWENDUNGSGEBIETE: Blasenentzündung; Durchfall
WIRKUNG: harntreibend; stoffwechselanregend
VERWENDETE TEILE: getrocknete Blätter
ANWENDUNG: Tee (Standarddosierung, S. 110)

Brombeeren

ANWENDUNGSGEBIETE: Durchfall; Erkältung; Halsentzündung, Stärkung des Immunsystems
WIRKUNG: stuhlfestigend durch Gerbstoffe
VERWENDETE TEILE: getrocknete Blätter
ANWENDUNG: Tee (Standarddosierung, S. 110)

Eibischwurzel

ANWENDUNGSGEBIETE: Erkältung; Husten und Bronchitis, Entzündungen im Mund- und Rachenraum
WIRKUNG: heilungsfördernd; schmerzlindernd

VERWENDETE TEILE: klein geschnittene getrocknete Wurzel
ANWENDUNG: Tee (siehe Hustentee, S. 118)

Eichenrinde

ANWENDUNGSGEBIETE: Durchfall; Infektionen im Mund- und Rachenraum; nässende Ekzeme, Schweißfüße
WIRKUNG: stuhlfestigend durch enthaltene Gerbstoffe; entzündungshemmend
VERWENDETE TEILE: getrocknete Eichenrinde
ANWENDUNG: Tee (siehe Magen-Darm-Tee, S. 116)

Fenchel

ANWENDUNGSGEBIETE: Blähungen und Bauchschmerzen; Husten; Augenentzündung
WIRKUNG: entblähend; entzündungshemmend
VERWENDETE TEILE: Fenchelsamen
ANWENDUNG: Tee (siehe Bauchwehtee 1, S. 116)

Hagebutte

ANWENDUNGSGEBIETE: grippale Infekte; Stärkung des Immunsystems
WIRKUNG: abwehrsteigernd durch hohen Vitamin-C-Gehalt
VERWENDETE TEILE: getrocknete Früchte
ANWENDUNG: Tee (siehe Teemischung 1, S. 125)

Heidelbeeren (Blaubeeren)

ANWENDUNGSGEBIETE: Durchfallerkrankungen
WIRKUNG: stuhlfestigend; toxinbindend
VERWENDETE TEILE: getrocknete Früchte
ANWENDUNG: Tee (siehe Magen-Darm-Tee 1, S. 116)

Hibiskus (Malve)

ANWENDUNGSGEBIETE: grippale Infekte, Stärkung des Immunsystems
WIRKUNG: abwehrsteigernd durch hohen Vitamin-C-Gehalt
VERWENDETE TEILE: getrocknete Blätter
ANWENDUNG: Tee (siehe Teemischung 2, S. 125)

Holunder

ANWENDUNGSGEBIETE: Erkältungskrankheiten; fieberhafte Infekte
WIRKUNG: schleimlösend; antikatarrhalisch; schweißtreibend
VERWENDETE TEILE: Holunderblüten frisch oder getrocknet
ANWENDUNG: Tee (Standarddosierung, S. 110)

Ingwer

ANWENDUNGSGEBIETE: Erkältungen; Halsschmerzen; Magen-Darm-Beschwerden (für kleine Kinder ungeeignet, da nur ungesüßt gut wirksam); Reiseübelkeit
WIRKUNG: antiseptisch; kreislaufanregend; schweißtreibend; appetitanregend; verdauungsfördernd
VERWENDETE TEILE: Wurzel
ANWENDUNG: Tee (siehe Halswehtee 2, Seite 119)

Isländisch Moos

ANWENDUNGSGEBIETE: Husten (vor allem Reizhusten), Keuchhusten, Bronchitis
WIRKUNG: entzündungshemmend; reizlindernd; antibiotisch tonisierend (kräftigend und anregend)
VERWENDETE TEILE: getrocknete Pflanze
ANWENDUNG: Tee (siehe Hustentee 3, S. 118)

Kamille

ANWENDUNGSGEBIETE: Bauchschmerzen, Magen-Darm-Infekt; Nervosität; Entzündungen im Mund- und Rachenraum (Aphthen); Schnupfen; entzündliche Erkrankungen im Anal- und Genitalbereich
WIRKUNG: entzündungshemmend; desinfizierend; krampflösend; bei schlecht heilenden Wunden
VERWENDETE TEILE: getrocknete Blüten
ANWENDUNG: Tee (Standarddosierung, S. 110)

Kümmel

ANWENDUNGSGEBIETE: Verdauungsstörungen, Blähungen
WIRKUNG: entblähend
VERWENDETE TEILE: Kümmelsamen
ANWENDUNG: Tee (siehe Bauchwehtee 2, S. 117)

Lindenblüten

ANWENDUNGSGEBIETE: fieberhafte Erkrankungen
WIRKUNG: stoffwechselanregend, schweißtreibend (Vorsicht: nicht bei hohem Fieber über 39 °C anwenden!)
VERWENDETE TEILE: getrocknete Blüten
ANWENDUNG: Tee (Standarddosierung, S. 110)

Melisse

ANWENDUNGSGEBIETE: Nervosität; Einschlafstörungen; Erkältungskrankheiten
WIRKUNG: beruhigend; krampflösend; appetitanregend
VERWENDETE TEILE: getrocknete Blätter
ANWENDUNG: Tee (Standarddosierung, S. 110)

Pflanzliche Mittel von A bis Z

Pfefferminze

ANWENDUNGSGEBIETE: Verdauungsstörungen, Erbrechen; Kopfschmerzen

WIRKUNG: desinfizierend; krampflösend; beruhigend; schmerzstillend; innerlich kühlend (Vorsicht: nicht länger als eine Woche anwenden!)

VERWENDETE TEILE: getrocknete Blätter

ANWENDUNG: Tee (Standarddosierung, S. 110); ätherisches Öl

Salbei

ANWENDUNGSGEBIETE: Halsentzündungen

WIRKUNG: abschwellend; antiseptisch; schleimlösend

VERWENDETE TEILE: getrocknete Blätter

ANWENDUNG: Tee (Standarddosierung, S. 110)

Schlüsselblume

ANWENDUNGSGEBIETE: Husten, Erkältung

WIRKUNG: schleimlösend

VERWENDETE TEILE: getrocknete Blüten

ANWENDUNG: Tee (Standarddosierung, S. 110)

Süßholz (Lakritzenwurzel)

ANWENDUNGSGEBIETE: Heiserkeit; Husten, Bronchitis; Magenschmerzen

WIRKUNG: entzündungshemmend; krampflösend

VERWENDETE TEILE: getrocknete klein geschnittene Wurzel

ANWENDUNG: Tee (siehe Bauchwehtee 3, S. 117)

Thymian

ANWENDUNGSGEBIETE: Husten, Bronchitis

WIRKUNG: schleimlösend; entkrampfend; desinfizierend

VERWENDETE TEILE: getrocknete Sprossteile

ANWENDUNG: Tee (Standarddosierung, S. 110)

Veilchen

ANWENDUNGSGEBIETE: Husten (vor allem Reiz- und Keuchhusten); Hautunreinheiten

WIRKUNG: entzündungshemmend; schleimlösend

VERWENDETE TEILE: getrocknete Blätter

ANWENDUNG: Tee (siehe Keuchhustentee, S. 119)

→ Anwendung: innerlich und äußerlich

Tee ist die gängigste Form, Heilpflanzen zu nutzen. Dazu werden Blätter, Blüten, Wurzeln oder die ganze Pflanze verwendet. Der Tee kann entweder innerlich verabreicht werden oder äußerlich in Form von **Waschungen**, Auflagen, Spülungen oder Inhalationen. Zur äußeren Anwendung wird der Tee stärker dosiert. Für Waschungen tauchen Sie ein sauberes Tuch in den lauwarmen Tee und reinigen die betroffene Hautpartie damit. Zur Wundbehandlung eignen sich **feuchte Umschläge** oder Verbände, die einige Stunden auf der Haut verbleiben. Dazu wird ein sauberes Tuch oder eine Kompresse in dem Tee getränkt und so fixiert, dass die Luft zirkulieren kann. Die **Dampfinhalation** ist eine weitere bewährte Möglichkeit, Heilpflanzen wirkungsvoll einzusetzen.

Erprobte Hausmittel

Hier finden Sie altbewährte Rezepte gegen alltägliche Wehwehchen. Dazu zählen der Zwiebelwickel bei Ohrenschmerzen, der Quarkwickel bei Husten, Bauchwehtees aus heilenden Kräutern oder ein ansteigendes Fußbad für die ersten Anzeichen einer Erkältung. Außerdem erfahren Sie, was Sie tun können, damit Ihr Kind auch in der kalten Jahreszeit gesund bleibt.

Hausmittel – altbewährt und wieder aktuell

Der Wunsch, Krankheiten mit einfachen Mitteln zu heilen ist auch in unserer hochtechnisierten Welt nicht verloren gegangen. Während die bewährten Hausmittel lange Zeit verpönt waren, sind sie heute wieder sehr gefragt. Mittlerweile gilt die Wirksamkeit vieler Hausmittel als wissenschaftlich gesichert, wodurch das Erfahrungswissen unserer Vorfahren rehabilitiert wurde.
Ab dem Kleinkindalter sind Hausmittel für Kinder bestens geeignet. Sie sind einfach anzuwenden und haben den positiven Nebeneffekt, dass sich Vater oder Mutter in der Zeit der Anwendung intensiv um das Kind kümmern, was wesentlich zur Heilung beiträgt. Dennoch müssen Sie sich bei der Behandlung mit Hausmitteln genau an die Empfehlungen halten. Eine zu hohe Dosis, eine zu hohe Temperatur oder eine zu lange Anwendungsdauer können zu erheblichen Nebenwirkungen führen. Lesen Sie deshalb vor Beginn der Behandlung genau die

> ### → Wechselwarme Anwendungen
>
> Wenn der Körper gut durchwärmt ist, beginnen Sie 2 Minuten mit warmem Wasser, gefolgt von 30 bis 60 Sekunden mit kaltem Wasser. Für Kinder eignen sich Schenkel- und Armgüsse.

entsprechenden Anweisungen. Außerdem sollten Sie, falls das Hausmittel nicht nach kurzer Zeit zur Besserung der Symptome führt, einen Kinder- oder Facharzt zu Rate ziehen.

Wickel und Bäder

Wickel und Bäder tragen bei vielen Krankheiten zur Heilung bei. Dabei wird zum Beispiel durch einen Brustwickel oder ein Fußbad nicht nur das entsprechende Körperteil behandelt, sondern der gesamte Organismus positiv beeinflusst. Reizt man bestimmte Hautareale, aktiviert dies den Stoffwechsel sowie das Lymph- und Herz-Kreislauf-System. Dadurch werden wiederum die Abwehrmechanismen des Körpers angekurbelt und die Heilungsprozesse beschleunigt.

Kalte Wickel

eignen sich für akute Entzündungsprozesse. Sie entziehen dem Körper kurzzeitig Wärme, was fiebersenkend (Wadenwickel) oder abschwellend (kühler Halswickel) wirkt.

Warme Wickel

wirken entspannend und krampflösend zugleich. Sie helfen bei chronischen Entzündungsprozessen wie zum Beispiel länger andauerndem Husten oder krampfartigen Bauchschmerzen (Magen-Darm-Infekt).

Kneipp'sche Anwendungen

Die Kneipp'schen Heilmethoden mit Wasseranwendungen hat der Pfarrer Sebastian Kneipp (1821–1897) entwickelt. Durch den Wechsel von kaltem und warmem Wasser werden bestimmte Organsysteme reguliert wie beispielsweise das Kreislauf- und das Nervensystem. Dadurch wird das Immunsystem gestärkt und der Organismus ist weniger anfällig für Erkältungskrankheiten. Auch andere Störungen des vegetativen Nervensystems wie Migräne oder niedriger Blutdruck können auf diese Weise behandelt werden.

Nahrungsmittel mit Heilkraft

Senf

ANWENDUNGSGEBIETE: Erkältungskrankheiten; Nebenhöhlenentzündung
WIRKUNG: durchblutungsfördernd; schleimlösend; entkrampfend (Vorsicht: hautreizend!)
VERWENDETE TEILE: Senfkörner
ANWENDUNG: Fußbad (Seite 121)

Zwiebel

ANWENDUNGSGEBIETE: Erkältungskrankheiten
WIRKUNG: schleimlösend; abschwellend; schmerzstillend
VERWENDETE TEILE: frisch aufgeschnittene Zwiebel
ANWENDUNG: Wickel, Socken, Saft (Seite 119, 120, 121)

Honig

ANWENDUNGSGEBIETE: Erkältungskrankheiten
WIRKUNG: schleimlösend; antientzündlich (Vorsicht: erst nach dem ersten Lebensjahr verwenden!)
ANWENDUNG: in den abgekühlten Tee geben

Zitrone

ANWENDUNGSGEBIETE: Erkältungskrankheiten (in Tee); spastischer Husten (als Wickel)
WIRKUNG: durch hohen Vitamin-C-Gehalt abwehrstärkend und entzündungshemmend; als Wickel krampflösend
VERWENDETE TEILE: Saft der frischen, ungespritzten Zitrone
ANWENDUNG: Wickel, Tee (Seite 119, 122)

ERPROBTE HAUSMITTEL

Quark

ANWENDUNGSGEBIETE: Husten und Bronchitis
WIRKUNG: entzündungshemmend; fiebersenkend; desinfizierend; schmerzstillend
ANWENDUNG: Wickel (Seite 121)

Karotte (Möhre)

ANWENDUNGSGEBIETE: Durchfallerkrankungen
WIRKUNG: stuhlfestigend (in gekochter Form)
ANWENDUNG: Suppe (Seite 117)

Schwarzer Rettich

ANWENDUNGSGEBIETE: Husten (vor allem Reizhusten)
WIRKUNG: entzündungshemmend; schleimlösend
ANWENDUNG: Hustensaft (Seite 119)

Apfel

ANWENDUNGSGEBIETE: zur Abwehrstärkung durch hohen Vitamin-C-Gehalt; gegen Durchfall (durch Pektin)
WIRKUNG: immunstärkend; stuhlfestigend
VERWENDUNG: rohes Obst als Vitaminspender oder in geriebener Form gegen Durchfall

Teemischungen bei Bauchschmerzen

Kamillentee (Seite 112)
Pfefferminztee (Seite 113)
Fencheltee (Seite 111)

Bei einigen Beschwerden finden Sie mehrere Alternativen, lassen Sie, wenn möglich, Ihr Kind entscheiden, welche Rezeptur ihm am besten schmeckt.

Magen-Darm-Tee 1

• 20 g Isländisch Moos
• 20 g Eichenrinde
• 30 g getrocknete Heidelbeeren
• 30 g getrocknete Kamillenblüten
2 TL der Mischung mit ¼ Liter kochendem Wasser übergießen, 5 Minuten ziehen lassen, anschließend den Tee abseihen. Geben Sie Ihrem Kind 2- bis 3-mal täglich 1 Tasse.

Magen-Darm-Tee 2

• 30 g getrocknete Kamillenblüten
• 30 g getrocknete Pfefferminzblätter
• 40 g getrocknete Brombeerblätter
2 TL der Mischung mit ¼ Liter kochendem Wasser übergießen, 5 Minuten ziehen lassen, anschließend abseihen. Geben Sie Ihrem Kind 1 bis 2 Tassen davon über den Tag verteilt zu trinken.

Bauchwehtee 1

• 75 g getrocknete Kamillenblüten
• 15 g Fenchelsamen
• 10 g Kümmelsamen
Zunächst Fenchel- und Kümmelsamen im Mörser zerquetschen, 2 TL der Mischung mit ¼ Liter kochendem Wasser überbrühen und nach 5 Minuten abseihen. Geben Sie Ihrem Kind 2-mal täglich 1 Tasse davon zu trinken.

Bauchwehtee 2 (bei Blähungen)

- 40 g Anisfrüchte
- 30 g Fenchelsamen
- 30 g Kümmelsamen

Die Mischung mit dem Mörser zerquetschen, anschließend 2 TL davon mit ¼ Liter kochendem Wasser übergießen, 5 Minuten ziehen lassen, dann absieben. Geben Sie Ihrem Kind 3-mal täglich 1 Tasse davon zu trinken.

Bauchwehtee 3

- 20 g getrocknete Eibischwurzel
- 20 g getrocknete Süßholzwurzel
- 40 g getrocknete Kamillenblüten
- 15 g Fenchelsamen (frisch gequetscht)

2 TL der Mischung mit ¼ Liter kochendem Wasser überbrühen, 5 Minuten ziehen lassen und absieben. Geben Sie Ihrem Kind 2-mal täglich 1 Tasse davon zu trinken.

Blasentee 1

- 2 Handvoll getrocknete Brennnesselblätter
- 1 Handvoll getrocknete Holunderbeeren
- 1 Handvoll getrocknete Schlüsselblumenblüten

1 TL dieser Mischung mit ¼ Liter kochendem Wasser übergießen, nach 3 Minuten absieben. Geben Sie Ihrem Kind 2-mal täglich ½ Tasse davon schluckweise zu trinken.

Blasentee 2 (Bärentraubenblättertee)

1 TL getrocknete Bärentraubenblätter mit ¼ Liter kaltem Wasser übergießen, 6 bis 12 Stunden stehen lassen und anschließend durchsieben. Geben Sie Ihrem Kind 2-mal täglich 1 Tasse.

VARIANTE: 1 TL getrocknete Bärentraubenblätter mit ¼ Liter kochendem Wasser überbrühen, 10 Minuten ziehen lassen und abgießen. Die Dosierung ist dieselbe. Der Kaltaufguss ist magenfreundlicher und daher verträglicher.

Vorsicht: Bärentraubenblättertee nicht länger als zwei Tage ohne ärztliche Rücksprache geben, da sonst Vergiftungserscheinungen auftreten können!

Rezepte bei Durchfall

Geriebener Apfel

Einen frischen, ungespritzten Apfel mit Schale reiben und den Brei 10 bis 15 Minuten stehen lassen. Anschließend umrühren und nochmals 10 Minuten stehen lassen, bis er sich leicht bräunlich verfärbt hat.

Karottensuppe (nach Moro)

500 g Karotten schälen, klein schneiden und in 1 Liter Wasser ungefähr 1 Stunde weich kochen. Mit dem Pürierstab (Mixer) pürieren und mit abgekochtem Wasser zu einer Gesamtmenge von 1 Liter auffüllen. 1 gestrichenen TL Kochsalz zufügen. Geben Sie Ihrem Kind von dieser Suppe immer wieder kleine Portionen zu trinken.

Blaubeer- /Heidelbeersuppe

3 gehäufte EL getrocknete Heidelbeeren (Blaubeeren) mit ½ Liter Wasser aufkochen, 10 Minuten auf kleiner Flamme köcheln lassen und anschließend durchsieben. Geben Sie Ihrem Kind über den Tag verteilt immer wieder kleine Schlucke davon zu trinken.

ERPROBTE HAUSMITTEL

Elektrolyttrunk

- 1 Liter abgekochtes Wasser
- 1 Tasse Orangensaft (150 ml)
- 2 gehäufte EL Zucker (am besten Traubenzucker)
- ½ TL Kochsalz
- 1 Messerspitze Backpulver

Zutaten gut mischen und dem Kind schluckweise davon zu trinken geben. Wenn das Kind erbricht, die Lösung kühlen.

Teemischungen bei Erkältungskrankheiten

Holundertee (siehe Seite 112)
Lindenblütentee (siehe Seite 112)
Bei einigen Beschwerden finden Sie mehrere Alternativvorschläge, lassen Sie am besten Ihr Kind entscheiden, welche Rezeptur ihm am besten schmeckt.

Hustentee 1

- 50 g getrocknete Süßholzwurzel
- 20 g getrocknete Schlüsselblumenwurzel
- 30 g getrocknete Eibischwurzel
- 10 g Anissamen

2 TL der Mischung mit ¼ Liter kochendem Wasser übergießen, 5 Minuten ziehen lassen, abseihen, etwas abkühlen lassen und nach Bedarf mit Honig süßen (siehe Seite 115). Geben Sie Ihrem Kind über den Tag verteilt 2 Tassen davon zu trinken.

Hustentee 2

- 50 g getrocknete Holunderblüten
- 20 g getrocknete Eibischwurzel
- 20 g getrocknetes Thymiankraut
- 10 g Anissamen

2 TL der Mischung mit ¼ Liter kochendem Wasser überbrühen, 5 Minuten ziehen lassen, abseihen, kurz abkühlen lassen und nach Bedarf mit Honig süßen (siehe Seite 115). Geben Sie Ihrem Kind über den Tag verteilt 2 Tassen davon zu trinken.

Hustentee 3

- 40 g Isländisch Moos
- 20 g getrocknete Eibischwurzel
- 20 g getrocknete Süßholzwurzel

2 TL der Mischung mit ¼ Liter kochendem Wasser übergießen, 5 Minuten ziehen lassen, abseihen, etwas abkühlen lassen und nach Bedarf mit Honig süßen (siehe Seite 115). Geben Sie Ihrem Kind über den Tag verteilt 2 Tassen davon zu trinken.

Husten- und Erkältungstee 4

(schweißtreibender Tee)
- 20 g getrocknete Kamillenblüten
- 40 g getrocknete Holunderblüten
- 40 g getrocknete Lindenblüten

1 TL der Mischung mit ¼ Liter kochendem Wasser überbrühen, 5 Minuten ziehen lassen, abseihen, etwas abkühlen lassen und nach Belieben mit Honig süßen (siehe Seite 115). Geben Sie Ihrem Kind über den Tag verteilt 2 Tassen davon.
Vorsicht: nicht bei hohem Fieber über 39 °C, um den kindlichen Kreislauf nicht zusätzlich zu belasten!

Keuchhustentee

- 10 g getrocknete Veilchenblätter
- 20 g getrocknete Holunderblüten
- 10 g getrocknete Schlüsselblumenblüten
- 10 g Anisfrüchte
- 10 g getrocknete Salbeiblätter
- 20 g getrocknetes Thymiankraut
- 20 g getrocknete Eibischwurzel

2 TL der Mischung mit ¼ Liter kochendem Wasser überbrühen, 5 Minuten ziehen lassen, abseihen, etwas abkühlen lassen und nach Bedarf mit Honig süßen (siehe Seite 115). Geben Sie Ihrem Kind über den Tag verteilt 1 Tasse davon zu trinken.

Halswehtee 1

- 70 g getrocknete Kamillenblüten
- 30 g getrocknete Salbeiblätter

1 TL der Mischung mit ¼ Liter kochendem Wasser überbrühen, 5 Minuten ziehen lassen, abseihen, etwas abkühlen lassen und nach Bedarf mit Honig süßen (siehe Seite 115). Geben Sie Ihrem Kind 2-mal täglich 1 Tasse schluckweise zu trinken.

Halswehtee 2

- 1 TL getrocknete Kamillenblüten
- frische Ingwerknolle

Kamillentee nach Grundrezept (siehe Seite 110) zubereiten, ein kleines Stückchen Ingwer schälen, reiben und mit ⅛ Liter kochendem Wasser überbrühen, 5 Minuten ziehen lassen und abseihen. Den Ingwertee zu dem Kamillentee geben und bei Bedarf mit Honig süßen (siehe Seite 115). Geben Sie Ihrem Kind 2-mal täglich 1 Tasse schluckweise zu trinken.

Zitronen-Honig-Tee

- 1 ungespritzte Zitrone
- hochwertigen Bienenhonig

Eine große Tasse Wasser heiß machen und den Saft von ½ ungespritzten Zitrone hineindrücken. Den Tee ein wenig abkühlen lassen und nach Belieben mit dem Honig süßen (siehe Seite 115). Geben Sie Ihrem Kind über den Tag verteilt schluckweise davon zu trinken.

Sonstige Rezepte

Rettichsaft

ANWENDUNGSGEBIETE: Husten, Bronchitis
WIRKUNG: keimabtötend, auswurffördernd
SIE BRAUCHEN:
- 1 kleinen schwarzen oder weißen Rettich
- braunen Kandiszucker

SO WIRD'S GEMACHT:
Raspeln Sie den Rettich und geben Sie die Stücke 10 bis 12 Stunden mit etwa der gleichen Menge braunem Kandiszucker in ein Gefäß. Der Zucker entzieht dem Rettich seinen wirksamen Saft. Entfernen Sie nun die Rettichreste und füllen Sie den Sirup in ein sauberes, verschließbares Glas. Sie können den Sirup maximal 2 Tage im Kühlschrank aufbewahren. Geben Sie Ihrem Kind 3-mal täglich 1 EL davon zu trinken.

Zwiebelsaft

ANWENDUNGSGEBIETE: Husten
WIRKUNG: entzündungshemmend, keimtötend, sekretionsanregend, wundheilend

SIE BRAUCHEN:
- 1 Zwiebel
- braunen Kandiszucker

SO WIRD'S GEMACHT:

100 g Zwiebeln klein hacken, mit 100 g braunem Kandiszucker mischen und so lange auf kleiner Flamme köcheln lassen, bis der Zucker sich aufgelöst hat. Anschließend den noch warmen Saft in ein sauberes Glas füllen und im Kühlschrank aufbewahren. Der Hustensaft hält sich 2 bis 3 Tage. Geben Sie Ihrem Kind 3-mal täglich 1 EL davon zu trinken.

Variante: Klein gehackte rohe Zwiebel abwechselnd mit Zucker in ein Schüsselchen schichten, nach 2 Stunden Saft abfüllen und im Kühlschrank aufbewahren.

Zwiebelsocken

ANWENDUNGSGEBIETE: beginnende Erkältung, Schnupfen
WIRKUNG: entzündungshemmend
SIE BRAUCHEN:
- 2 Zwiebeln
- 1 Paar Wollsocken
- 2 Stofftaschentücher
- Leukoplast

SO WIRD'S GEMACHT:

Die Zwiebeln in kleine Stücke hacken und über heißem Wasserdampf erwärmen. Jeweils die Hälfte davon in ein Stofftaschentuch einwickeln und mit Leukoplast zukleben. Die Zwiebelsäckchen in Wollsocken füllen und dem Kind anziehen. Am besten trägt es die Socken über Nacht. Bei Bedarf können Sie noch eine Wärmflasche unter die Füße legen: Die Wärme verstärkt die Wirkung der ätherischen Öle.

Kopfdampfbad mit Kamille und Salz

ANWENDUNGSGEBIETE: Erkältungskrankheiten (Schnupfen, Nasennebenhöhlenentzündung, Heiserkeit, Husten, Halsschmerzen)
WIRKUNG: durchblutungsfördernd, schleimlösend, entzündungshemmend, abschwellend
SIE BRAUCHEN:
- große Schüssel
- 1 Handvoll getrocknete Kamillenblüten
- 3 EL Meersalz
- kochend heißes Wasser (ca. 3 Liter)
- großes Badehandtuch

SO WIRD'S GEMACHT:

Kamillenblüten und Salz in die Schüssel geben und mit dem heißen Wasser überbrühen. Nun das Kind auf den eigenen Schoß nehmen und an einen Tisch mit geeigneter Höhe setzen (Kind muss bequem sein Gesicht über das Gefäß halten können). Mit dem Handtuch über dem Kopf soll das Kind 5 bis 10 Minuten inhalieren. Anschließend die Haare trocken frottieren und den Kopf warm halten.

Vorsicht: Da akute Verbrühungsgefahr besteht, darf das Kind während der Inhalation nicht unbeaufsichtigt sein!

Ansteigendes Fußbad

ANWENDUNGSGEBIETE: beginnende Erkältung, Schnupfen
WIRKUNG: durchblutungsfördernd, kreislaufanregend und abwehrstärkend
SIE BRAUCHEN:
- Gefäß, in dem beide Füße Platz haben und das so hoch ist, dass das Wasser bis zu den Knien reicht

Wickel

- evtl. 1 Badethermometer
- großes Handtuch
- 1 Paar Wollsocken

SO WIRD'S GEMACHT:
Zunächst körperwarmes Wasser (ca. 37,5 °C) in die Fußwanne füllen, dann die Füße des Kindes hineinstellen (das Kind soll sich auf einen Stuhl oder an den Wannenrand setzen). Nach einigen Minuten beginnen Sie vorsichtig, nach und nach etwas heißes Wasser zuzugießen, bis das Kind die Temperatur als angenehm warm empfindet (ca. 40 °C). Das Bad sollte 10 bis 15 Minuten andauern. Anschließend die Füße abfrottieren, warme Socken anziehen und etwa 30 Minuten unter einer warmen Decke ruhen lassen.
Vorsicht: Beenden Sie das Fußbad sofort, wenn Ihr Kind fröstelt oder einen Schweißausbruch bekommt.

Senfmehlfußbad

ANWENDUNGSGEBIETE: beginnende Erkältung, Nasennebenhöhlenentzündung
WIRKUNG: durchblutungsfördernd, schleimlösend
SIE BRAUCHEN:
- Gefäß, in dem beide Füße Platz haben und das so hoch ist, dass das Wasser bis zum Knie reicht
- evtl. 1 Badethermometer
- 1 EL möglichst frisch gemahlenes weißes Senfmehl (aus der Apotheke)
- 1 großes Handtuch
- 1 Paar Wollsocken
- Hautcreme

SO WIRD'S GEMACHT:
Warmes Wasser (ca. 38 °C) in die Fußwanne füllen, dann das Senfmehl in das Wasser einrühren. Das Kind auf einen Stuhl oder an den Badewannenrand setzen und die Füße für 10 bis 15 Minuten ins Wasser stellen. Ein leichtes Kribbelgefühl durch die durchblutungsfördernde Senfwirkung ist normal. Anschließend die Beine mit lauwarmem Wasser abspülen und abfrottieren. Bei empfindlicher Haut die Beine und Füße mit Hautcreme einschmieren. Anschließend Wollsocken anziehen und 30 Minuten unter einer warmen Decke ruhen lassen. Vorsicht: Falls das Kind fröstelt oder das Wasser als kalt empfindet, brechen Sie das Fußbad sofort ab. Das gilt auch bei jeder stärkeren Hautrötung. Auch sollte das Senfmehl nicht mit den Schleimhäuten in Berührung kommen. Bei allergisch veranlagten Kindern ist das Senfmehlfußbad nicht geeignet.

Wickel

Zwiebelwickel

ANWENDUNGSGEBIETE: Ohrenschmerzen
WIRKUNG: schmerzlindernd, abschwellend
SIE BRAUCHEN:
- 1 Zwiebel
- großes Stofftaschentuch
- Leukoplast
- Stirnband oder Ähnliches zum Befestigen des Wickels

SO WIRD'S GEMACHT:
Die Zwiebel schälen und würfeln. Zwiebelwürfel über heißem Wasserdampf erwärmen, in die Mitte des Taschentuches legen und daraus ein Päckchen falten. Die Enden kleben Sie mit Leu-

121

ERPROBTE HAUSMITTEL

koplast zu, damit keine Zwiebelstückchen herausfallen. Nun legen Sie das Zwiebelpäckchen auf das schmerzende Ohr des Kindes, so dass der Knochen hinter dem Ohr ebenfalls bedeckt ist. Abschließend fixieren Sie das Ganze mit einem Stirnband oder Ähnlichem. Der Wickel sollte mindestens 30 Minuten am Ohr belassen werden. Er kann auch über Nacht angelegt werden.

Halswickel mit Quark

ANWENDUNGSGEBIETE: akute Halsschmerzen, Mumps
WIRKUNG: schmerzlindernd, abschwellend
SIE BRAUCHEN:
• Magerquark
• Innentuch aus Baumwolle oder dünnem Leinen
• Zwischentuch (z.B. dünnes Handtuch)
• Wollschal
SO WIRD'S GEMACHT:
Quark auf das mittlere Drittel des Innentuches auftragen (maximal 5 mm dick), die Ränder des Tuches so zusammenschlagen, dass eine Wickelseite nur aus einer Lage Stoff besteht (die Breite sollte der Länge des Halses entsprechen), dann den Wickel auf Zimmertemperatur erwärmen (im Ofen oder über Wasserdampf), den Quarkwickel anschließend von vorne um den Hals legen und dabei den hinteren Teil (über der Wirbelsäule) frei lassen, das Zwischentuch darüber legen und mit dem Wollschal fixieren. Bei Mumps über der schmerzhaften Schwellung anbringen. Den Wickel etwa 15 bis 20 Minuten wirken lassen, dann entfernen. Bei akuten Schmerzen 2- bis 3-mal am Tag wiederholen.
Vorsicht: Das Kind darf auf keinen Fall frösteln, dann den Wickel sofort abnehmen.

VARIANTE: Sie können den Wickel auch mit einem gut ausgewrungenen, nassen, warmen Tuch anwenden. Das Kind entscheidet, ob ihm ein kühler oder warmer Wickel gut tut.

Brustwickel mit Zitrone

ANWENDUNGSGEBIETE: Husten (insbesondere verkrampfter festsitzender Husten)
WIRKUNG: schleimlösend, krampflösend
SIE BRAUCHEN:
• 1 unbehandelte Zitrone
• Baumwollwindel oder Geschirrtuch als Innentuch (Länge: Brustumfang des Kindes; Breite: von den Achseln bis zum unteren Rippenbogen)
• Zwischentuch (z. B. großes Badetuch)
• großer Wollschal
SO WIRD'S GEMACHT:
Zunächst den Wollschal auf dem Bett des Kindes ausbreiten und das Zwischentuch darüber legen. Dann den frisch gepressten Saft der Zitrone mit ½ Liter warmem Wasser mischen. Das Innentuch ins Zitronenwasser tauchen und gut auswringen, dann den warmen Zitronenwickel auf das vorbereitete Zwischentuch legen. Das Kind mit dem Rücken auf den Wickel legen lassen, die Tücher vorne übereinanderschlagen und mit dem Wollschal befestigen. Sie können den Wickel 15 bis 20 Minuten belassen.
Vorsicht: Zitrone kann bei empfindlicher Haut zu Reizungen führen, deshalb nach ungefähr 5 Minuten die Haut kurz anschauen und den Wickel bei Hautrötung abnehmen.
Wickel nicht bei hohem Fieber (über 39 °C) anwenden, da sonst Überhitzungsgefahr besteht!

VARIANTE: Wickel mit warmem, gut ausgewrungenem, feuchtem Innentuch ohne Zitrone oder mit zimmerwarmem Magerquark (siehe Halswickel).

Brustwickel mit Kartoffeln

ANWENDUNGSGEBIETE: hartnäckiger Husten, Bronchitis
WIRKUNG: schleimlösend, durchblutungsfördernd
SIE BRAUCHEN:
• 6 mittelgroße Kartoffeln
• Küchenhandtuch oder Mullwindel als Innentuch
• großes Frotteehandtuch oder Badetuch als Zwischentuch
• großer breiter Schal

SO WIRD'S GEMACHT:
Kartoffeln mit der Schale kochen und zerdrücken, Kartoffelmasse auf dem Küchenhandtuch auf einem Bereich verteilen, der der Brustgröße des Kindes entspricht, dann die Enden sorgfältig einschlagen und mit Heftpflaster verkleben, so dass ein flaches Päckchen entsteht und keine Kartoffelstückchen herausfallen können. Anschließend die Temperatur des Säckchen an der Innenseite des eigenen Unterarms für rund 1 Minute kontrollieren, damit sich das Kind nicht verbrüht. Nach dem Auflegen des Päckchens das Zwischentuch darüber breiten und mit dem Wollschal fixieren. Den Wickel 20 bis 30 Minuten am Körper des Kindes belassen oder auch über Nacht. Vorsicht: nicht bei Fieber über 39 °C anwenden, um den Kreislauf des Kindes nicht zusätzlich zu belasten!

Bauchwickel (feucht-warm)

ANWENDUNGSGEBIETE: Bauchschmerzen
WIRKUNG: krampflösend, entspannend, entblähend

SIE BRAUCHEN:
• große Schüssel mit heißem Wasser
• dünnes Geschirrtuch oder Mullwindel (Innentuch)
• Frotteetuch, das um den Bauch des Kindes herumpasst
• breiter Wollschal
• 2%iges Kümmelöl (aus der Apotheke)

SO WIRD'S GEMACHT:
Das Innentuch im heißen Wasser tränken und so fest wie möglich auswringen, dann den Bauch des Kindes mit warmen Händen und leicht angewärmtem Kümmelöl im Uhrzeigersinn massieren, anschließend das feucht-warme Innentuch um den Bauch wickeln (Vorsicht, unbedingt zuvor die Temperatur überprüfen, da Verbrühungsgefahr besteht!), das Zwischentuch darüberschlagen und zum Schluss den Wickel mit dem Wollschal fixieren. Sie können den Wickel 15 bis 20 Minuten belassen. Wenn das Kind fröstelt, Wickel sofort abnehmen. Vorsicht: Wickel nicht bei Fieber über 39 °C anwenden!

Wadenwickel

ANWENDUNGSGEBIETE: Fieber
WIRKUNG: fiebersenkend (um 0,5 – 1 °C)
SIE BRAUCHEN:
• Schüssel mit lauwarmem Wasser
• 2 dünne Geschirrtücher oder Mullwindeln (Innentücher)
• 2 Frotteehandtücher
• 1 Paar große Kniestrümpfe

SO WIRD'S GEMACHT:
Innentücher in lauwarmes Wasser tauchen und gut auswringen. Die Tücher eng um die Unterschenkel beider Beine wickeln (vom Fußknöchel bis unters Knie), anschließend die

ERPROBTE HAUSMITTEL

Frotteehandtücher außen herumwickeln. Zum besseren Halt ziehen Sie große Wollkniestrümpfe darüber. Nach 5 bis 10 Minuten entfernen. Falls das Fieber dann noch nicht gesunken ist, können Sie den Wickel nochmals mit neu befeuchteten Innentüchern wiederholen.

Vorsicht: Wadenwickel dürfen nur angelegt werden, wenn das Kind warme Füße hat!

Retterspitzwickel

ANWENDUNGSGEBIET: akute Entzündungen
SIE BRAUCHEN:
• Retterspitz äußerlich (aus der Apotheke)
• 2 Stofftaschentücher
SO WIRD'S GEMACHT:
Stofftaschentuch in kaltem Leitungswasser tränken und auswringen. Dann einige Tropfen Retterspitz äußerlich daraufträufeln und das feuchte Tuch auf die schmerzende Stelle legen. Anschließend mit einem trockenen Tuch fixieren und entfernen, wenn das Innentuch getrocknet ist. Der Wickel kann über Nacht liegen bleiben. Bei Bedarf wiederholen.

Kneippen, um gesund zu bleiben

Um das kindliche Immunsystem zu stärken und den Kreislauf zu stabilisieren sowie vorbeugend in der kalten Jahreszeit und bei vorübergehender Infektanfälligkeit eignen sich die Wasser- und Wärmeanwendungen nach Sebastian Kneipp.

Dazu zählen vor allem Waschungen, Wickel, Bäder und Güsse. Auch der gute alte Wadenwickel zur milden Fiebersenkung gehört zu den Kneipp'schen Anwendungen.

Wechselduschen

SO WIRD'S GEMACHT: Lassen Sie das Kind zunächst 2 bis 3 Minuten warm duschen, bis sein Körper gut durchwärmt ist, anschließend mit kühlerem Wasser (Temperatur, die das Kind gerade noch erträgt) folgendermaßen nachduschen: Duschstrahl vom rechten Fuß aufwärts bis zum Po führen, anschließend links gegengleich, dann Brust und Rücken duschen. Nach dem Duschen frottieren Sie das Kind sofort gut ab und ziehen es warm an, damit es nicht auskühlt.

Wechselfußbad

SO WIRD'S GEMACHT: Dazu stellen Sie zwei Fußbadewannen oder alternativ zwei große Plastikeimer in die Badewanne und lassen das Kind am Wannenrand Platz nehmen. Nun füllen Sie die eine Wanne mit kaltem Wasser (12–16 °C), die andere mit warmem (38–40 °C). Die Füße des Kindes sollen im Wasser hängen und nicht bis zum Boden der Wannen reichen. Nun badet das Kind seine Füße zuerst etwa 5 Minuten in der Wanne mit dem warmen Wasser, dann rund 30 Sekunden in der mit dem kalten Wasser. Anschließend die gesamte Anwendung wiederholen. Dann die Füße aus der Wanne nehmen, das Wasser abstreifen und über die noch feuchten Füße warme Wollsocken anziehen. Jetzt sollte das Kind die Füße durch Herumlaufen oder -hüpfen warm halten.

Tautreten

SO WIRD'S GEMACHT: Voraussetzung ist, dass die Füße des Kindes gut durchwärmt sind! Andernfalls muss das Kind zunächst ein warmes Fußbad nehmen oder die Füße warm abduschen. Wenn die Füße warm sind, kann das Kind morgens

5 Minuten durchs taufrische Gras laufen, anschließend sofort warme Wollsocken anziehen und herumlaufen oder -springen, damit sich die Füße schnell wieder erwärmen.

Trockenbürsten

SO WIRD'S GEMACHT: Dazu verwenden Sie eine Bürste (zum Beispiel eine Babybürste), die nicht zu grobborstig ist, um die empfindliche Kinderhaut nicht zu reizen.
Beginnen Sie am rechten Fußrücken und arbeiten Sie sich mit kreisförmigen Bewegungen über die Fußsohle hoch zum Oberschenkel bis zum Po. Wiederholen Sie das Ganze am linken Bein. Anschließend bürsten Sie den rechten Handrücken, dann die Außenseite des Armes und schließlich die Arminnenseite – jeweils in Längsrichtung. Am linken Arm verfahren Sie entsprechend. Danach bürsten Sie die Brust in Richtung Brustbein, den Bauch im Uhrzeigersinn, den Nacken von der Mitte aus in Richtung der Schultern und zum Schluss den Rücken.

Stärkende Rezepte

Bircher-Benner-Müsli

(von dem Schweizer Arzt Dr. Marx Bircher-Benner)
1 EL Haferflocken mit 3 EL Wasser über Nacht einweichen lassen, am nächsten Morgen 1 EL Zitronensaft und etwas Honig zugeben. Kurz vor dem Servieren mischen Sie 200 g frisch geriebenen Apfel unter den Brei und streuen 1 EL geriebene Mandeln oder Nüsse darüber. Vorsicht: bei Nussallergikern Nüsse weglassen! Das Bircher-Benner-Müsli kann Ihr Kind täglich zum Frühstück essen oder Sie wechseln ab, je nach den geschmacklichen Vorlieben Ihres Kindes.

Apfelessigtrunk

2 TL naturtrüben Apfelessig und 1 TL Honig in einem Glas mit lauwarmem Wasser verrühren und dem Kind täglich (vor allem in der Erkältungszeit) 1 Glas davon zu trinken geben, das stärkt das körpereigene Abwehrsystem. Nicht für Babys und Kleinkinder geeignet.

Vorbeugende Teemischungen

Zur Vorbeugung von Erkältungskrankheiten geben Sie Ihrem Kind während der Hauptinfektzeit über einen Zeitraum von vier Wochen täglich 1 Tasse abwehrstärkenden Tee zu trinken. Folgende Mischungen bieten sich an:

Teemischung 1

• 40 g getrocknete Holunderblüten
• 20 g getrocknete Hagebutten (ohne Kerne)
• 20 g getrocknete Melissenblätter
• 20 g getrocknete Brombeerblätter

Teemischung 2

• 25 g getrocknete Lindenblüten
• 25 g getrocknete Melissenblätter
• 20 g getrocknete Brombeerblätter
• 30 g getrocknete Hibiskusblüten (Malve)

SO WIRD'S GEMACHT:
Von der Mischung jeweils 1 TL mit ¼ Liter kochendem Wasser überbrühen und 5 Minuten ziehen lassen.

ZUM NACHSCHLAGEN

Hausapotheke

Ein paar Dinge sollten Sie in Ihrer Hausapotheke stets vorrätig und für den Ernstfall griffbereit haben. Achten Sie darauf, dass die Medikamente gut verschlossen und für Ihr Kind unerreichbar sind. Überprüfen Sie auch regelmäßig die Verfallsdaten der einzelnen Arzneimittel! Wichtig ist auch eine Liste mit den wichtigsten Telefonnummern, Adressen und Namen für den Notfall. Dazu zählen:

Wichtige Telefonnummern
• Kinderarzt
• Arztnotrufzentrale
• Notruf 110 (Polizei), Notruf 112 (Feuerwehr, Rettungsleitstelle)
• Telefonnummer des nächsten Krankenhauses oder Kinderkrankenhauses
• Telefonnummer eines hilfsbereiten Nachbarn, den Sie im Notfall verständigen können

Inhalt der Hausapotheke
• Schere
• Pinzette
• Zeckenzange
• Sterile Kompressen (5 x 5 cm, 10 x 10 cm)
• Kompresse für Verbrennungen
• Mullbinden
• elastische Binden
• Pflaster (z. B. Hansaplast und Leukoplast)
• Dreieckstuch
• Hautdesinfektionsmittel
• Kühlpack
• Sicherheitsnadeln
• Fieberthermometer
• 1 Paar Plastikhandschuhe
• evtl. 1 Stoffwindel, Handtücher für Wickel

Medikamente:
• Fieberzäpfchen oder -saft
• antiallergische Tropfen oder Saft
• abschwellendes Nasenspray
• Elektrolyte

Homöopathische Medikamente
• Aconitum D12
• Belladonna D12
• Apis D12
• Chamomilla D12
• Pulsatilla D12

Bewahren Sie die Mittel trocken und lichtgeschützt auf – möglichst nicht in Heizungsnähe. Der Aufbewahrungsort sollte wegen der elektromagnetischen Felder auch nicht in unmittelbarer Nachbarschaft von Handy, Computer, Mikrowelle oder Radiowecker liegen. Wenn Sie vorhaben, viel mit homöopathischen Mitteln zu arbeiten, lohnt sich die Anschaffung einer homöopathischen Hausapotheke, die Sie sich in Ihrer Apotheke zusammenstellen lassen können.

Heiltees, die Sie zur Linderung der häufigsten Beschwerden vorrätig haben sollten:
• Kamillenblüten
• Pfefferminze
• Lindenblüten
• Holunderblüten
• Anissamen
• Fenchelsamen
• Kümmelsamen
Von den Teekräutern sollten Sie nur kleinere Mengen im Vorrat halten, da die Wirkung nach spätestens einem Jahr deutlich nachlässt.

126

Bücher, die weiterhelfen

→ Bannenberg, T.: **Yoga für Kinder.** Gräfe und Unzer Verlag, München

→ Dandekar, G. / Voormann, C.: **Babymassage, Berührung, Wärme, Zärtlichkeit.** Gräfe und Unzer Verlag, München

→ Dorsch, W. / Loibl, M.: **Hausmittel für Kinder.** Gräfe und Unzer Verlag, München

→ Dunemann-Gulde, A.: **Yoga und Bewegungsspiele für Kinder.** Kösel Verlag, München

→ Gebauer-Sesterhenn, G. / Braun, M.: **Das große GU Babybuch.** Gräfe und Unzer Verlag, München

→ Grünwald, J. / Jänicke, C.: **Grüne Apotheke.** Gräfe und Unzer Verlag, München

→ Hennig, M.: **Autogenes Training für Kinder.** Knaur Ratgeber Verlage, München

→ Hennig, M.: **Entspannung für mein Kind.** Knaur Ratgeber Verlage, München

→ Hirte, M.: **Impfen – Pro & Contra.** Droemersche Verlagsanstalt, München

→ Hoffbauer, G.: **Erste Hilfe bei Kindern.** Knaur Ratgeber Verlage, München

→ Keicher, U.: **Kinderkrankheiten.** Gräfe und Unzer Verlag, München

→ Müller, Else: **Träumen auf der Mondschaukel.** Autogenes Training mit Märchen und Gute-Nacht-Geschichten. Kösel Verlag, München

→ Nash, E. B.: **Leitsymptome in der homöopathischen Therapie.** Haug Verlag, Stuttgart

→ Pfeiffer, H. / Drescher, M. / Hirte, M.: **Homöopathie in der Kinder- und Jugendmedizin.** Urban und Fischer Verlag, München

→ Sommer, S.: **Homöopathie für Kinder.** Gräfe und Unzer Verlag, München

→ Stellmann, H.-M.: **Kinderkrankheiten natürlich behandeln.** Gräfe und Unzer Verlag, München

→ Stumpf, W.: **Homöopathie für Kinder.** Gräfe und Unzer Verlag, München

→ Thüler, M.: **Wohltuende Wickel.** Maya Thüler Verlag, Worb

→ Trapp, C.: **Homöopathie besser verstehen.** Haug Verlag, Stuttgart

→ Wiesenauer, M.: **Quickfinder – Homöopathie für Kinder.** Gräfe und Unzer Verlag, München

Zum Thema Kinderängste:

→ Bauer, A.: **Heilende Märchen.** Südwest Verlag, München

→ Preuschoff, G.: **Kleine und große Ängste bei Kindern.** Kösel Verlag, München

→ Spangenberg, B. u. E.: **Märchen gegen Kinderängste.** Herder Verlag, Freiburg

ZUM NACHSCHLAGEN

Adressen, die weiterhelfen

→ Giftinformationszentren:
Berlin: 030 / 1 92 40
Bonn: 02 28 / 2 87 32 11
Erfurt: 04 21 / 73 07 30
Freiburg: 07 61 / 1 92 40
Göttingen: 05 51 / 192 40
Homburg/Saar: 068 41 / 1 92 40
Mainz: 061 31 / 71 92 40
München: 089 / 1 92 40
Nürnberg: 09 11 / 3 98 24 51
Wien: 04 31 / 4 06 43

**→ Bundesverband Arbeitskreis
Überaktives Kind**
Postfach 41 07 24
12117 Berlin
www.auek.de

**→ Deutscher Allergie- und Asthma-
bund e.V.**
Hindenburgstr. 110
41061 Mönchengladbach
www.daab.de

**→ Deutsche Behindertenhilfe Aktion
Mensch e.V.**
Holbeinstr. 13 –15
53175 Bonn
www.aktion-mensch-de

→ Deutscher Diabetikerbund
Danziger Weg 1
58511 Lüdenscheid
www.diabetikerbund.de

**→ Deutsche Gesellschaft für
klassische Homöopathie**
Edelweißstr. 11
81541 München
www.dgkh-homoeopathie.de

→ Deutsche Homöopathie Union
Postfach 41 02 80
76202 Karlsruhe
www.dhu.de

→ Deutscher Kinderschutzbund e.V.
Bundesgeschäftsstelle
Hinüberstr. 8
30175 Hannover

→ Deutsche Rheumaliga
Landesverband Bayern e.V.
Fürstenrieder Str. 90
80686 München

**→ Forschungsinstitut für Kinder-
ernährung**
Heinstück 1

44225 Dortmund
Telefon: 02 31 / 71 40 21
Das Institut berät Eltern telefonisch zu
allen Fragen rund um die Ernährung
von Kindern.

→ NAKOS
Nationale Kontaktstelle für Selbsthilfe-
gruppen
Wilmersdorfer Str. 39
10627 Berlin
www.nakos.de

→ Telefonische Pollenflugvorhersage
Telefon: 01 90 / 11 54 94

→ Österreich
Vergiftungsinformationszentrale
Allgemeines Krankenhaus Wien
Währinger Gürtel 18 – 20
A-1090 Wien
www.akh-wien.ac.at

→ Schweiz
Schweizerisches Toxikologisches
Informationszentrum
Freie Straße 16
CH-8028 Zürich
www.toxi.ch

Allgemeines Register

Apgar-Index 11
Auslandsreisen 8
Autogenes Training 6

Bettruhe 21
Bewegung 7
Blutbildung 7

Entspannungstechniken 6
Ernährung, gesunde 7
Ernährung, im Süden 9

Fast-food 7
Feinmotorik 13
Flugreisen 8

Gewicht 13

Hörtest 11

Immunsystem, kindliches 6
Impfplan (STIKO) 16
Impfungen, empfohlene 15 ff.

Kariesprophylaxe 12
Körpergröße 13
Körperpflege 21
Krankenzimmer 21

Mehrfachimpfungen 15

Rachitisprophylaxe 11
Radfahren 7
Reflexe 11

Reiseapotheke 9
Reisen 8

Schilddrüse 7
Schwimmen 7
Skifahren 9
Somatogramm 13
Sonnenschutz 9
Sprachentwicklung 13, 14

Trinken 7

Vorsorgeuntersuchungen 10 ff.

Wandern 7

Yoga 6

Zeckenschutz 19

Beschwerdenregister

Adenoide 55
ADHS 24, 30
Affektkrampf 91
Albträume 36
Angina 27, 42
Angstzustände 37
Anorexie 33
Aphthen 43, 46, 82
Asthma 57, 88
Atemnot 57, 88 f.
Ausrenkung (Unterarm) 93
Ausschlag, allergischer 83

Bauchschmerzen 60 ff.
Bewegungsmangel 7, 30, 32, 66

Bindehautentzündung 40
-, allergische 41
Bisswunde 94
Blasenentzündung 61, 71
Blinddarmentzündung 28, 60, 69
Bluterguss 95
Borreliose 29, 45, 76
Bronchitis 57
Bruch (Hodensack, Schamlippen) 73
Bulimie 33

Colitis ulcerosa 33, 62, 69
Darmverschluss 67
Diabetes 33, 62, 73, 91
Diphtherie 17
Drei-Tage-Fieber 81
Durchfall 68 f.

Eichelentzündung 72
Einblutungen (Bindehaut) 41
Einnässen 37, 72
Eisenmangel 31
Ekzem 83
Epilepsie 90 f.
Erbrechen 64 f.
Erkältung 54 f., 56

Facialislähmung 41
Fehlernährung 66
Fieber 26 ff., 90, 92
Fieberkrampf 90
Fremdkörper, in der Lunge 57
-, in der Nase 55
FSME 19, 29, 45, 76

Gebärmutterhalskrebs 16
Gehirnerschütterung 44, 93

Gehirntumor 65
Gelenkentzündung 76
Gerstenkorn 41
Gürtelrose 80

Hämolytisch-urämisches
Syndrom 71
Haemophilus influenzae Typ b 17
Halsschmerzen 42 ff., 81
Hand-Mund-Fuß-Krankheit 43, 46, 82
Harnwegsinfektion 71
Hepatitis A 63, 69
Hepatitis B 18
Herpesbläschen 48
Hirnhautentzündung (Meningitis) 27, 45
Hitzschlag 91
Hodenhochstand 73
Hodentorsion 73
Hörstörung 31
Husten 56 f.
Hüftgelenksdysplasie 77
Hyperventilation 89

Immundefekt 29
Impfreaktion 28, 82
Infekt, grippaler 26
Influenza 26
Insektenstich 83, 92
- im Mund 88
Invagination 61

Karies 47
Kehlkopfentzündung 56
Keuchhusten 17, 56
Kinderlähmung (Polio) 18
Knochenbruch 93

ZUM NACHSCHLAGEN

Kopfschmerzen 7, 44 f., 55
Krämpfe 90 f.
Kreislaufversagen 92

Lactoseunverträglichkeit 70
Lebensmittelvergiftung 60, 64, 68
Leckekzem 48, 84
Leistenbruch 63
Leukämie 29
Lungenentzündung 26, 57
Lymphknoten, vergrößerte 42 f.

Magen-Darm-Infekt 28, 60, 64, 68
Magen-Pförtner-Krampf 65
Magenschleimhautentzündung 62,
   65
Masern 18, 81
Meningokokken 18, 82
Migräne 44
Mittelohrentzündung 26, 50
Morbus Crohn 33, 46, 62, 69
Morbus Perthes 77
Mumps 18, 43, 51
Mundfäule 46
Mundgeruch 47
Mundsoor 49
Mundwinkelrhagaden 48
Muskelentzündung 77
Muskelkater 77

Nabelbruch 63
Nahrungsaufnahme, übermäßige
   32
Nahrungsmittelunverträglichkeit
   61, 64, 67, 70
Nasenatmung, behinderte 54
Nasenbluten 54

Nasennebenhöhlenentzündung 27,
   45, 55
Nephrotisches Syndrom 71
Neugeborenengelbsucht 11
Neurodermitis 83
Nierenentzündung 71

Ohnmacht 92
Ohrenschmerzen 50 f.
Orbitalphlegmone 40

Pfeiffer`sches Drüsenfieber 27, 42,
   81
Pilzerkrankung 84
Platzwunde 94
Pneumokokken 18
Polypen 55
Pseudokrupp 56, 88
Purpura Schönlein-Hennoch 63,
   72, 85

Quetschwunde 95

Reflux 65
Reiseübelkeit 64
Reizdarmsyndrom 66, 68
Rekonvaleszenz 30
Rheuma 76
Rhinitis, allergische 54
Ringelröteln 81
Röteln 19, 43, 80, 82

Säuglingskoliken 63
Salmonellen 9, 68
Scharlach 42, 47, 71, 82
Scheidenentzündung 72
Schilddrüsenerkrankung 31, 33,
   67, 69

Schlafstörungen 36 f.
Schnarchen 55
Schnupfen 54 f.
Schock 89, 92
-, anaphylaktischer 89
Schreibaby 37
Schürfwunde 94
Schwerhörigkeit 51
Sehstörung 31, 44
Sonnenstich 91
Speicheldrüsenentzündung 49
Staphylodermie 48, 83
Störungen, seelische 32
Stoffwechselstörungen 11
Stromverletzung 95

Tetanus 17
Tics 37
Tränenkanal, verengter 40

Überforderung, mentale 30
Übergewicht 32
Untergewicht 33

Verbrennungen 94
Verbrühungen 94
Vergiftung 89
Verstauchung 93
Verstopfung 60, 66 f.
Vorhautentzündung 72

Warzen 85
Windeldermatitis 84
Windpocken 19, 80, 82
Wunde, stark blutend 95
Wurmbefall 61, 67

Zahnen 28, 47

Zeckenbiss 29, 76, 83, 84
Zöliakie 33, 62, 70
Zungenbiss 49
Zungenentzündung 49

Mittelregister

Homöopathische Mittel

Aconitum 26, 28, 44, 45, 49, 50,
   56, 76, 88, 93, 94, 100
Allium cepa 54, 100
Aloe 68, 100
Ammonium carbonicum 57, 100
Antimonium tartaricum 26, 57,
   100
Apis 40, 41, 51, 83, 100
Arnica 44, 49, 93, 94, 95, 101
Arsenicum album 68, 101

Belladonna 26, 27, 28, 42, 44, 47,
   49, 50, 82,101
Borax 46, 49, 82, 101
Bryonia 26, 44, 45, 56, 57, 93, 101

Calcarea acetica 43, 101
Calcarea fluorica 47, 102
Calcarea iodata 42, 43, 51, 55, 102
Calcium carbonicum 44, 102
Calcium phosphoricum 30, 44, 54,
   102
Cantharis 61, 71, 102
Chamomilla 28, 47, 60, 63, 102
Cocculus 64, 103
Cuprum metallicum 65, 103

Drosera 56, 103

130

Mittelregister

Dulcamara 54, 56, 103

Eupatorium perfoliatum 76, 103
Euphrasia 40, 41, 103

Ferrum phosphoricum 26, 42, 50,
54, 56, 104

Hypericum 94, 95, 104

Ignatia 60, 104
Ipecacuanha 56, 64, 104

Kalium bichromicum 27, 45, 55,
104
Kalium phosphoricum 64, 105
Kreosotum 47, 105

Lachesis 27, 42, 46, 82, 105
Ledum 94, 105
Luffa 45, 55, 105
Lycopodium 63, 66, 105

Mercurius solubilis 27, 42, 81, 106

Natrium muriaticum 48, 60, 106
Nux vomica 64, 106

Okoubaka 68, 106
Opium 60, 66, 106

Phosphorus 54, 95, 106
Pulsatilla 26, 40, 54, 56, 106

Rhus toxicodendron 26, 48, 77,
80, 107
Ruta 77, 93, 107

Sambucus nigra 54, 107
Spigelia 61, 67, 107
Spongia 56, 88, 107
Staphysagria 41, 95, 108
Sulfur 42, 48, 72, 82, 83, 108
Symphytum 93, 108

Urtica urens 83, 108

Thuja 85, 108

Pflanzliche Mittel und Hausmittel

Anis 111
Apfel 116, 117
Apfelessigtrunk 125

Bärentraubenblätter 111
Bauchwehtee 116 f.
Bauchwickel 123
Bircher-Benner-Müsli 125
Blasentee 117
Blaubeersuppe 117
Brennnessel 111
Brombeeren 111
Brustwickel mit Kartoffeln 123
Brustwickel mit Zitrone 122

Eibischwurzel 111
Eichenrinde 111
Elektrolyttrunk 118

Fenchel 111
Fußbad, ansteigendes 120

Hagebutte 111
Halswehtee 119
Halswickel mit Quark 122
Hausapotheke 126
Heidelbeeren 111
Hibiskus (Malve) 112
Holunder 112
Honig 115
Hustentee 118 f.

Ingwer 112
Isländisch Moos 112

Kamille 112
Karotte (Möhre) 116
Karottensuppe 117
Keuchhustentee 119
Kopfdampfbad 120
Kümmel 112

Lindenblüten 112

Magen-Darm-Tee 116
Melisse 112

Pfefferminze 113

Quark 116

Retterspitzwickel 124
Rettich, schwarzer 116
Rettichsaft 119

Salbei 113
Schlüsselblume 113
Senf 115
Senfmehlfußbad 121

Süßholz 113

Tautreten 124
Teemischung (1 und 2) 125
Thymian 113
Trockenbürsten 125

Veilchen 113

Wadenwickel 123
Wechselduschen 124
Wechselfußbad 124

Zitrone 115
Zitronen-Honig-Tee 119
Zwiebel 115
Zwiebelsaft 119
Zwiebelsocken 120
Zwiebelwickel 121

IMPRESSUM

Impressum
© 2007 GRÄFE UND UNZER VERLAG GmbH, München
Alle Rechte vorbehalten. Nachdruck, auch auszugsweise, sowie Verbreitung durch Bild, Funk, Fernsehen, Internet, durch fotomechanische Wiedergabe, Tonträger und Datenverarbeitungssysteme jeder Art nur mit schriftlicher Genehmigung des Verlages.

Programmleitung: Ulrich Ehrlenspiel
Redaktion: Angela Hermann-Heene
Lektorat: Dorit Zimmermann
Bildredaktion: Henrike Schechter
Layout und Umschlaggestaltung: independent Medien-Design GmbH, Claudia Hautkappe
Satz: Cordula Schaaf
Repro: Fotolito Longo, Bozen
Druck und Bindung: Druckhaus Kaufmann, Lahr

Bildnachweis: Isabel Fischer: Illustrationen; Flora Press: Cover vorne rechts; Imagebroker: Cover vorne links; Jupiterimages: Seite 4; Plainpictures: Seite 97

Printed in Germany
ISBN 978-3-8338-0748-0
1. Auflage 2007

Wichtiger Hinweis
Die Gedanken, Methoden und Anregungen in diesem Buch stellen die Meinung bzw. die Erfahrung des Verfassers dar. Sie wurden vom Autor nach bestem Wissen erstellt und mit größtmöglicher Sorgfalt geprüft. Sie bieten jedoch keinen Ersatz für kompetenten medizinischen Rat. Jede Leserin, jeder Leser ist für das eigene Tun und Lassen selbst verantwortlich und sollte in Zweifelsfällen oder bei länger andauernden Beschwerden immer einen Arzt oder Heilpraktiker aufsuchen. Weder der Autor noch der Verlag können für eventuelle Nachteile oder Schäden, die aus den im Buch gegebenen praktischen Hinweisen resultieren, eine Haftung übernehmen.

Umwelthinweis
Dieses Buch wurde auf chlorfrei gebleichtem Papier gedruckt. Um Rohstoffe zu sparen, haben wir auf Folienverpackung verzichtet.

Ein Unternehmen der
GANSKE VERLAGSGRUPPE

Unsere Garantie
Alle Informationen in diesem Ratgeber sind sorgfältig und gewissenhaft geprüft. Sollte dennoch einmal ein Fehler enthalten sein, schicken Sie uns das Buch mit dem entsprechenden Hinweis an unseren Leserservice zurück. Wir tauschen Ihnen den GU-Ratgeber gegen einen anderen zum gleichen oder ähnlichen Thema um.

Liebe Leserin und lieber Leser,
wir freuen uns, dass Sie sich für ein GU-Buch entschieden haben. Mit Ihrem Kauf setzen Sie auf die Qualität, Kompetenz und Aktualität unserer Ratgeber. Dafür sagen wir Danke! Wir wollen als führender Ratgeberverlag noch besser werden. Daher ist uns Ihre Meinung wichtig. Bitte senden Sie uns Ihre Anregungen, Ihre Kritik oder Ihr Lob zu unseren Büchern. Haben Sie Fragen oder benötigen Sie weiteren Rat zum Thema? Wir freuen uns auf Ihre Nachricht!

Wir sind für Sie da!
Montag–Donnerstag: 8.00–18.00 Uhr;
Freitag: 8.00–16.00 Uhr
Tel.: 0180-5 00 50 54*
Fax: 0180-5 01 20 54*
E-Mail: leserservice@graefe-und-unzer.de

P.S.: Wollen Sie noch mehr Aktuelles von GU wissen, dann abonnieren Sie doch unseren kostenlosen GU-Online-Newsletter und/oder unsere kostenlosen Kundenmagazine.

GRÄFE UND UNZER VERLAG
Leserservice | Postfach 86 03 13 | 81630 München

*(0,14 €/Min. aus dem dt. Festnetz)